中医学教科書シリーズ ③

主編 辰巳洋

中医小児科学

源草社

中医学教科書シリーズ
総序文

　私は北京中医学院（現・北京中医薬大学）を卒業後、勤務した病院で初めての中医師になり、講師を務めることになりました。当時中国は「西学中」（西洋医は中医学を学習する）の政策を実施していた時期でしたが、そんな中での講師への就任でした。病院の講義では、北京中医学院の恩師たちの教え方を真似て、講義の最中に教科書を見ないで済むように、講義内容はすべて暗記しました。また、学生からの質問に困らないよう、多くの参考書に親しみました。これらは人にものを教えるという意味で、とてもよい経験になったと感じています。

　その後日本に渡り、中医学、薬膳学を教える道を20年間歩んできました。

　まず専門学校に勤め、陰陽五行・気血津液・五臓六腑などを手始めに、真っ向から正統派の方法で講義を始めましたが、当時の学生たちに理解は難しく、当然つまらないので講師のほうを向くこともありません。ここはやはりカリキュラムを工夫して教えないとどうしようもないと悟りました。

　その時、病院で行っていた漢方相談のことをふと思い出しました。ほとんどの患者さんが最後に発する質問は、「先生、何を食べたらいいですか？」「食べ物はどうしたらいいですか？」です。こと食事には、皆さんが強い関心をもっていることに改めて気づかされました。

　食事と医学は、中医学からみると「食薬同源」「食医同源」であり、いきなり中医学を教え込むよりも、食事と関わる薬膳から出発したほうが、一般の方たちが馴染みやすく、また受け入れやすいのではないかと考えつきました。そんな経緯もあり本草薬膳学院は設立当初、中医薬膳学からスタートしました。教科書としては『実用中医薬膳学』（東洋学術出版社）、『薬膳の基本』（緑書房）、『食薬学』（本草薬膳学院）を刊行し、また、つづく『実用中医学』（源草社）には食材を加えて使いやすいように配慮しました。参考書としての『薬膳素材辞典』（源草社）も上梓しま

した。

　それから15年が経ちました。中医薬膳学から出発した学生たちは身近な食材の性質・味・帰経・効能について修得し、中医学の理論に従い食生活に応用していった結果、中医学の広さと奥深さに対する理解を深め、学習意欲がさらに湧いてきています。臨床と実践を旨とする中医学には継続学習が必要なのです。

　そのことから2015年、本草薬膳学院研究科教科書の『中医臨床基礎学』、『中医内科学』一・二・三巻、『中医外科学』、『中医婦人科学』、『中医小児科学』、『方剤学』一・二巻、『食薬学』の計9冊の制作を計画し、校内教科書、いわば学院生のみが使用する内輪の教科書として刊行しました。学生たちからは、専門的な内容でありながら学習すべき重要ポイントが明確で、わかりやすいと上々の評価を得ています。

　この研究科の教科書シリーズを、より多くの中医薬・薬膳学の学習を志す方々に提供できれば、中医薬・薬膳学の普及と全体のレベルアップにつながるのではとのご意見を、全国のじつに多くの方々からお寄せいただき、この度の出版の運びとなりました。本シリーズが読者の皆様のお役に立てることを切に願っています。

　なお、本シリーズではその性質上、専門用語が多く記載されています。難解な専門用語は極力（　）内で説明していますが、専門用語の多くは『一語でわかる中医用語辞典』（源草社）でカバーできすることができます。参考にされることをお薦めします。

2017年12月
本草薬膳学院学院長　辰巳　洋

中医学教科書シリーズ③　中医小児科学

はじめに

　小児科に関する古典医籍は非常に少なく、宋代の銭乙の経験をその弟子・閻孝忠がまとめた『小児薬証直訣』はまさに貴重な書といえます。幼少時は病弱で、銭乙の治療により元気になった宣教郎（宋代官名）の閻氏は、「私は五、六歳の時に病に冒され、何人かの医者に診てもらったがよくならず重篤な状態に陥ってしまった。幸いなことに銭乙先生に出会い、治療を受けて治癒したことに感謝し、民間に散逸していた銭乙先生の方薬記録を収集し、本書を編纂した」と、その経緯を序文に記しています。

　銭乙は字は仲陽、山東省の出身で、祖父と父に就いて医学を学んだが、幼年の頃の自身の不幸な境遇があったために、特に子供に関心をもち、後に高名な小児科医となりました。現代の臨床でも常用される中医学の十大名方の一つ、六味地黄丸は銭乙による処方です。

　清代の『医宗金鑑』幼科雑病心法要訣に「昔から子供の病気の診断・治療は難しいとされている。子供は気血がまだ充実していないために脈を診ることも難しく、精神・知力の発育もまだ不足しており、自分の病症を正確に伝えることもできないため、診察時のわずかな不注意で重大な間違いをまねく」とあるように、小児科の難しさについて述べています。

　豊かになった現代社会では医療水準も高くなり、子供の病気を素早く治療することにもつながりました。しかしいま、育児全般からみれば、子供の心身の成長にまつわるさまざまな問題や、伝染性の疾患、アレルギー性疾患、また日常生活の中でつい陥ってしまいやすい厭食症・消化不良・下痢、さらに肥満などがあり、中医学の「臓腑嬌嫩」「形気未充」という子供の生理特徴についての知識を十分にもったうえで、予防に心をくだき、仮に病にかかっても適切な治療を施せば、次代を担う子供たちのたくましい成長を見守っていくことができます。

　本書では、子供の生理的・病理的な特徴、成長発育の過程における中医小児科の基礎、発育過程で現れるさまざまな病症、子供によくみられる内科の病症、季節性の伝染病、育児の中で現れる雑病などに関する中医学的な内容を

まとめています。中医臨床に欠かせない重要学科の一つとしてみなさまにお薦めいたします。

　本書の編集・出版にあたり版元の源草社の方々に御礼を申し上げます。また、本書作成に尽力した本学院の職員のみなさんに心から感謝の意を表します。

2018年8月　東京にて

主編者

目次

総序文 *1*
はじめに *3*
参考文献 *12*

第1章　中医小児科学総論　*13*

小児の年齢による分類 ---------- *14*
 1. 胎児期 *14*　　2. 新生児期 *15*
 3. 嬰児期 *15*　　4. 幼児期 *15*
 5. 学齢前期 *16*　6. 学齢期 *16*
 7. 思春期 *16*

小児の生理・病理上の特徴 ---------- *17*
 1. 生理上の特徴 *17*　2. 生理常数 *18*
 3. 病因の特徴 *20*　　4. 病理上の特徴 *22*

小児科疾病の診断 ---------- *24*
 1. 望診 *24*　2. 聞診 *28*
 3. 問診 *29*　4. 切診 *29*

小児科疾病の治療 ---------- *31*
 1. 内治法 *31*　2. 外治法 *32*

● 第1章のポイント *34*

第2章　新生児疾病　*37*

1　胎黄 ---------- *38*
 定義　病因病機 *38*
 弁証論治 *39*

○常証

　　1．湿熱鬱蒸証　*39*　　2．寒湿阻滞証　*40*　　3．気滞血瘀証　*41*

○変証

　　1．胎黄動風証　*41*　　2．胎黄虚脱証　*42*

● 第2章のポイント　*43*

第3章　肺系病証　*45*

1　感冒 -- *46*

　　定義　病因病機　*46*

　　弁証論治　*48*

　　　○主証

　　　　1．風寒感冒　*48*　　2．風熱感冒　*49*　　3．暑邪感冒　*50*

　　　　4．時邪感冒　*51*

　　　○兼証

　　　　1．夾痰証　*51*　　2．夾滞証　*52*　　3．夾驚証　*52*

2　咳嗽 -- *54*

　　定義　病因病機　*54*

　　弁証論治　*56*

　　　○外感咳嗽

　　　　1．風寒咳嗽　*56*　　2．風熱咳嗽　*57*

　　　○内傷咳嗽

　　　　1．痰熱咳嗽　*58*　　2．痰湿咳嗽　*58*　　3．気虚咳嗽　*59*

　　　　4．陰虚咳嗽　*59*

3　肺炎喘嗽 -- *61*

　　定義　病因病機　*61*

　　弁証論治　*62*

　　　○常証

　　　　1．風寒閉肺証　*63*　　2．風熱閉肺証　*64*　　3．痰熱閉肺証　*64*

　　　　4．毒熱閉肺証　*65*　　5．陰虚肺熱証　*66*　　6．肺脾気虚証　*67*

○ 変証

1. 心陽虚衰証 *67*　　2. 邪陥厥陰証 *68*

4　哮喘 -- *70*

定義　病因病機 *70*

弁証論治 *72*

○ 発作期

1. 寒性哮喘 *72*　　2. 熱性哮喘 *73*　　3. 外寒内熱証 *74*

4. 肺実腎虚証 *75*

○ 緩解期

1. 肺脾気虚証 *76*　　2. 脾腎陽虚証 *76*　　3. 肺腎陰虚証 *77*

5　反復呼吸道感染 -- *79*

定義　病因病機 *79*

弁証論治 *81*

1. 営衛失和・邪毒留恋 *81*

2. 肺脾両虚・気血不足 *82*

3. 腎虚骨弱・精血失充 *83*

● 第3章のポイント　*84*

第4章　脾系病証　*87*

1　鵝口瘡 -- *88*

定義　病因病機 *88*

弁証論治 *89*

1. 心脾積熱証 *89*　　2. 虚火上浮証 *89*

2　口瘡 -- *91*

定義　病因病機 *91*

弁証論治 *92*

1. 風熱乗脾証 *92*　　2. 脾胃積熱証 *93*　　3. 心火上炎証 *93*

4. 虚火上浮証 *94*

3　腹痛 -- *95*

定義　病因病機 *95*

弁証論治 *96*

1．寒邪内阻証 *97*　　2．乳食積滞証 *97*　　3．胃腸結熱証 *98*

　　　　　4．脾胃虚寒証 *99*　　5．気滞血瘀証 *99*

4　泄瀉 -- *101*

　　　定義　病因病機 *101*

　　　弁証論治 *102*

　　　　○常証

　　　　　1．湿熱瀉 *103*　　　2．風寒瀉 *104*　　　3．傷食瀉 *104*

　　　　　4．脾虚瀉 *105*　　　5．脾腎陽虚瀉 *106*

　　　　○変証

　　　　　1．気陰両傷証 *106*　2．陰竭陽脱証 *107*

5　積滞 -- *108*

　　　定義　病因病機 *108*

　　　弁証論治 *109*

　　　　　1．乳食内積証 *109*　2．脾虚挟積証 *110*

6　疳証 -- *111*

　　　定義　病因病機 *111*

　　　弁証論治 *112*

　　　　○常証

　　　　　1．疳気 *113*　　　　2．疳積 *113*　　　　3．乾疳 *114*

　　　　○兼証

　　　　　1．眼疳 *115*　　　　2．口疳（心疳・驚疳） *115*

　　　　　3．疳腫脹 *116*

7　小児貧血 -- *117*

　　　定義　病因病機 *117*

　　　弁証論治 *118*

　　　　　1．脾胃虚弱証 *118*　2．心脾両虚証 *119*　3．肝腎陰虚証 *119*

　　　　　4．脾腎陽虚証 *120*

　　● 第4章のポイント *121*

第5章　心肝病証　*125*

1　夜啼 -- *126*

　　　定義　病因病機　*126*

　　　弁証論治　*127*

　　　　　1．脾寒気滞証　*127*　　2．心経積熱証　*128*　　3．驚恐傷神証　*129*

2　驚風 -- *130*

　　　定義　*130*

2-1　急驚風　*130*

　　　病因病機　*130*

　　　弁証論治　*131*

　　　　○弁証の要点　*131*

　　　　○証治分類　*132*

　　　　　1．風熱動風証　*132*　　2．気営両燔証　*133*　　3．邪陥心肝証　*134*

　　　　　4．湿熱疫毒証　*134*　　5．驚恐驚風証　*135*

2-2　慢驚風　*135*

　　　病因病機　*135*

　　　弁証論治　*136*

　　　　　1．脾虚肝亢証　*137*　　2．脾腎陽衰証　*137*　　3．陰虚風動証　*138*

● 第5章のポイント　*139*

第6章　腎系病証　*141*

1　小児水腫 -- *142*

　　　定義　病因病機　*142*

　　　弁証論治　*143*

　　　　○本証

　　　　　1．肺脾気虚証　*144*　　2．脾腎陽虚証　*145*　　3．肝腎陰虚証　*146*

　　　　　4．気陰両虚証　*147*

　　　　○標証

　　　　　1．外感風邪証　*147*　　2．水湿証　*148*　　3．湿熱証　*149*

　　　　　4．血瘀証　*150*　　5．湿濁証　*151*

2　遺尿 -- 152

　　　定義　病因病機　152

　　　弁証論治　153

　　　　　1．腎気不足証　154　　2．肺脾気虚証　154　　3．心腎不交証　155

　　　　　4．肝経湿熱証　155

3　五遅・五軟・五硬・解顱 --- 157

　　　定義　病因病機　157

　　　弁証論治　160

　　　　○治療原則　160

　　　　○証治分類　161

　　　　　1．肝腎虧損証　161　　2．心血不足証　162　　3．心脾両虚証　162

　　　　　4．脾腎両虚証（陽気虚衰証）163　　　5．痰瘀阻滞証　164

　　　　　6．寒凝血渋証　165　　7．熱毒壅滞証　165

● 第6章のポイント　166

第7章　伝染病　169

1　麻疹 -- 170

　　　定義　病因病機　170

　　　弁証論治　171

　　　　○順証

　　　　　1．邪犯肺衛証（初熱期／疹前期）　173

　　　　　2．邪入肺胃証（見形期／出疹期）　174

　　　　　3．陰津耗傷証（疹回期／回復期）　175

　　　　○逆証

　　　　　1．邪毒閉肺証　176　　2．邪毒攻喉証（熱毒攻喉証）　177

　　　　　3．邪陥心肝証　177

2　風疹 -- 179

　　　定義　病因病機　179

　　　弁証論治　180

　　　　　1．邪犯肺衛証　180　　2．邪入気営証（邪熱熾盛証）　181

3 丹痧（猩紅熱） -- *182*

　　　定義　病因病機　*182*

　　　弁証論治　*184*

　　　　　1．邪侵肺衛証　*184*　　2．毒熾気営証　*185*　　3．疹後陰傷証　*185*

4 水痘（水ぼうそう） -- *187*

　　　定義　病因病機　*187*

　　　弁証論治　*188*

　　　　　1．邪傷肺衛（風熱軽証）　*188*

　　　　　2．邪熾気営（毒熱重証）　*189*

5 痄腮（流行性腮腺炎） -- *190*

　　　定義　病因病機　*190*

　　　弁証論治　*191*

　　　　　○常証

　　　　　　1．邪犯少陽証（温毒在表証）　*192*　　2．熱毒壅盛証　*192*

　　　　　○変証

　　　　　　1．邪陥心肝証　*193*　　2．毒竄睾腹証　*193*

6 手足口病 --- *195*

　　　定義　病因病機　*195*

　　　弁証論治　*196*

　　　　　1．邪犯肺脾証　*196*　　2．湿熱蒸盛証　*197*

7 暑温（流行性乙型脳炎） -- *198*

　　　定義　病因病機　*198*

　　　弁証論治　*200*

　　　　　○初期・極期（急性期）

　　　　　　1．邪犯衛気証　*200*　　2．邪熾気営証　*201*　　3．邪入営血証　*202*

　　　　　○回復期・後遺症期

　　　　　　1．陰虚内熱証　*203*　　2．営衛不和証　*203*　　3．痰蒙清竅証　*204*

　　　　　　4．痰火内擾証　*204*　　5．気虚血瘀証　*205*　　6．風邪留絡証　*205*

● 第7章のポイント　*206*

第8章　その他の疾病・附　209

夏季熱 -- 210

　　　　定義　病因病機　210

　　　　弁証論治　211

　　　　　　1. 暑傷肺胃証　212　　2. 上盛下虚証　212

附　小児推拿療法 -- 214

　　　　1. 常用される手法　214

　　　　2. 小児推拿療法経穴表　214

　　　　3. 小児推拿の手法　215

　　　　4. よくみられる病証の治療　216

● 第8章のポイント　217

【附】本教科書に登場する中薬一覧表　219

編集協力
猪俣稔成　中澤美加　服部直美

参考文献

中医児科学．第1版．江育仁主編．上海科学技術出版社．1985
中医児科学．第2版．汪受伝主編．中国中医薬出版社．2007
小児薬証直訣．第1版．宋・銭乙著，閻孝忠編集，郭君双整理．人民衛生出版社．2006
医宗金鑑　幼科心法要訣白話解．第1版．劉弼臣，孫華士訳編．人民衛生出版社．1963
医宗金鑑　第三分冊．第1版．清・呉謙等編．人民衛生出版社．1973
方剤学．第1版．鄧中甲主編．中国中医薬出版社．2003

第1章 中医小児科学総論

中医学において、**子供を研究対象とする学科を中医小児科学とい**う。中医小児科学は、中医学理論に基づいた、中医学の伝統的な方法による、胎児期から思春期までの子供の保健や疾病の予防・治療に関する臨床医学である。

小児の年齢による分類

小児とは生命の開始から成人までの間を指し、つねに成長・発育の過程にある段階である。小児の年齢によって、形体・生理・病理などの特徴に違いが現れ、疾患の種類、病理変化、臨床症状などもそれぞれ異なっている。そのため中医小児科学では、小児の成長・発育をもとに小児期を7段階に分類し、疾病の予防・治療について考察している。

1. 胎児期

妊娠（妊婦が妊娠前の最後に来た月経の第1日目）**から分娩までは40週**（約280日）**あるが、この期間を胎児期と呼んでいる。**

胎児はこの期間、母親の胎盤とは臍帯を通してつながっており、母体の気血の営養に完全に頼って胞宮（ほうきゅう）内で成長・発育している。この時期には父母の体質の強弱や遺伝などの影響、また母親の営養・心理・精神状態、服用した薬物などの影響を受けやすい。

妊娠期間中、特に妊娠早期の受精卵細胞から基本的な胎児の形成までの**12週**を胚胎期（はいたい）と呼び、この時期は感染・薬物・疲労・物理的要因・営養不良・精神的要素などを最も受けやすく、障害を起こすと**流産・死産・先天性の畸形**などを起こしやすい。

妊娠中期の**15週**は胎児の各器官が最も速やかに成長する時期で、**身体の機能も**次第に成熟していく。

妊娠後期の**25週**を越えると、筋肉の成長と脂肪の蓄積が主となり、**体重が最も**増加する時期である。妊娠中期から後期にかけて障害を受けると、**早産を**起こしやすい。そのため妊娠期間中の精神安定、生活起居、飲食養生などは大切で、妊

婦だけでなく胎児の健康・成長・発育にも気を配らなければならない。

　古代の医家は護胎・養胎・胎教を実践・提唱しており、現代の胎児期の保健養生指導にも多大な影響をもたらしている

2. 新生児期

出生後28日までの期間を新生児期と呼ぶ。

　新生児は母親と離れ、自主呼吸が始まり、血液循環の調節、消化器・泌尿器の動きなど、独立した生命活動を始める時期で、この短い期間に、内外の環境の激しい変化に対応していく必要がある。しかし**新生児はまだ体質が弱く、五臓六腑の働きも完全ではないため、この時期は発病率・死亡率が非常に高く、特に生後第1週は死亡率が最高である。**そのため、新生児期の養生は非常に大切なものとなる。

　胎児期の胎児は成人と比較して赤血球数が1.5〜2倍ほど多い。これは胎盤での酸素交換が肺より効率がよくないため、胎児は成人と比較するとわずかながら酸素不足に陥る。これを補うため赤血球を増やし、必要な酸素量を確保している。**新生児のことを「赤ちゃん」と呼ぶのは、赤血球数が多く皮膚が赤く見えるためである。** 出生後、肺が使えるようになると赤血球過多となり、余分な赤血球は脾臓で破壊される。この破壊された赤血球中の赤い色素ヘモグロビンが、黄色い色素のビリルビンとなり、皮膚が黄色く見えるようになる。これが**新生児黄疸**である。

3. 嬰児期

出生後28日から満1歳までを、嬰児期と呼ぶ。

　嬰児期は小児の**成長・発育が最も速い時期で、営養の需要も大きい。**しかし、嬰児はまだ脾胃の運化と受納・腐熟の力が弱く、体表（肺とつながる）を巡る衛気（表衛）も未発達で、特に**生後6ヵ月以後は母体からもらっていた免疫力を次第に喪失していくが、自身の免疫力はまだ未完全なため、肺系病証・脾系病証・各種感染症にかかりやすく、計画的な予防接種が必要となる。**

4. 幼児期

満1歳から3歳までを幼児期と呼ぶ。

　この時期は小児の体格的な成長は緩やかだが、**知力の発達は迅速で、言語・思惟・感知・運動などの能力が飛躍的に増大する。**さらに断乳後、食物に切り替え

るが、まだ**脾胃の機能が十分でないため、嘔吐・下痢や疳証などの脾系病証**を引き起こしやすい。また、戸外での活動も増えて、いろいろな物に接触するため、**伝染病の発病率**が高くなる。さらに危険の識別や自己防衛力も弱いため、**中毒症**ややけど、転倒など思わぬ事故も起こしやすい。

5. 学齢前期

満3歳から6歳までを学齢前期、または幼童期と呼んでいる。

この時期は、体格的な発育速度は緩やかで、知力の発育が進んで次第に確立されていく。また数字・時間など多くの抽象的な概念を理解し、跳ぶ、ハシゴを登る、歌を歌う、絵を描くなどの行動や、文字を認識しはじめるなど複雑な言語や自己の思惟・感情を表現できるようになり、**小児の性格形成の鍵となる時期である**。そのため、しつけをしっかり行い、衛生面においても良好な習慣を養い、小児の心身両面の健康に配慮することが大切である。

6. 学齢期

満7歳から思春期前くらい、一般的に女子は12歳、男子は13歳までを学齢期と呼ぶ。

この時期の児童の体格的な成長はさらに緩やかだが、乳歯が永久歯に生え替わり、**脳の形態も基本的に成人と同様になる**。知能の発育はさらに進んで成熟し、自己のコントロールや理解・分析能力、また総合能力や学校・社会への適応力もしっかりしてくる。この時期は免疫力や病気に対する抵抗力も増すため、発病率は下がり、疾病の種類などもほぼ成人と同じになる。

7. 思春期

思春期とは一般的に、**女子は満11〜12歳から17〜18歳まで、男子は満13〜14歳から18〜20歳まで**をいう。

この時期の児童は成人に向けた**過渡期**となり、生理的な特徴として、腎気が旺盛で天癸(天の真陰の気。先天の精気、ホルモン様物質)にいたり、陰陽が調和して、生殖系統も成熟してくる。体格的な成長では**第二次性徴期**を迎えて、身長・体重も大幅に増える。しかし心理変化が大きくなり、心理面・行動面・精神面で不安定となるため、精神衛生面の教育が重要になってくる。

小児の生理・病理上の特徴

　小児は生まれてから成人にいたるまで、継続的に成長・発育する過程にあり、年齢が低いほど成長・発育は速い。

　小児は身体や生理面だけでなく、病因・病理面でも成人とは明らかな違いがある。生理面の特徴は、**臟腑嬌嫩、形気未充、生機蓬勃、発育迅速**で、病因では外感・傷食・先天的な要素が多い。病理面では**発病容易・伝変迅速**と**臟気清霊・易趨康復**が特徴である。これらの特徴を理解していると、小児の保健指導や疾病の予防・治療に大いに役立つ。

1. 生理上の特徴

1）臟腑嬌嫩・形気未充

　臟腑嬌嫩の「臟腑」は五臟六腑で、「嬌嫩」とは脆弱で攻めに耐えられないという意味である。「形気」とは形体・四肢・百骸・精・気・血・津液などとその働きや生理機能のことで、「未充」はそれが充足していないことである。つまり小児期は、成長・発育の時期にあり、その身体の各器官や臟腑・形体は未成熟で、各種の生理機能はまだ不完全である、ということである。

　小児の五臟六腑の形・気はどれも不完全で、形は整ってきていても中身がまだ充実しておらず、加えて小児の成長は旺盛で発育速度が速いため、水穀精微（飲食物から得られる精気）の需要と供給が追いついていない。中でも腎気の生発、脾気の運化、肺気の宣発の機能の要求はさらに高くなるため、肺・脾・腎の三臟は特に不足しており、**肺臟嬌嫩・脾常不足・腎気常虚**の特徴となって現れる。

　清代の**呉鞠通**（『温病条弁』を著す。三焦弁証を提唱）は小児の生理特徴を「**稚陽未充・稚陰未長**」とまとめている。ここでの「陰」とは精・血・津液と臟腑・筋骨・脳髄・血脈・肌膚などの有形の物質のことで、「陽」とは気であり臟腑の各種生理機能、「稚」は未成熟という意味である。つまり小児は形体面でも生理面でもつねに相対的に不足した状態にあり、年齢に従って継続的に増加・成長・発育をつづけ、次第に完全で成熟した状態へと近づいているのである。

2）生機蓬勃・発育迅速

　小児は「臟腑嬌嫩、形気未充」のため、体格・知能および臟腑機能などは継続的に迅速に成熟しつつあり、成長・発育をつづけている。小児の年齢が低いほど、

成長・発育の速度は速い。

　古代の医家たちは小児のこのような生理現象を「生機蓬勃・発育迅速」と呼び、「純陽」という言葉でまとめた。『顱顖経・脈法』（衛活著）に、「凡そ三歳未満の小児は、純陽と呼ぶ」とあり、「純陽」とは、小児の成長過程において、元気はつらつとし、いきいきとして成長するものと記載されている。ここでの「純」とは、小児の先天稟賦（稟賦は生まれつきの性質）の**元陰・元陽はまだ全く消耗していない状態**のことで、「陽」とは小児の生命活力のことである。つまり「純陽」とは、小児が成長・発育していく過程でもつ「生機蓬勃・発育迅速」の生理現象のことであると理解すべきである。

2. 生理常数

生理常数とは、小児の健康状態を測るさまざまな基準・指標のことである。

1）体重

　体重により小児の栄養状態を測る。また、体重によって小児の疾病を治療する際の薬量を計算する。

　新生児の体重は平均で3000グラムである。生後半年以内は、毎月約600グラムずつ増加する。6ヵ月以降1歳までは毎月約500グラム、1歳以降は平均で毎年2kgずつ体重が増加していく。

○計算方法：2つの方法がある。

①1～6ヵ月：　体重（グラム）＝3000＋月齢×600
　7～12ヵ月：体重（グラム）＝3000＋月齢×500
　2歳以上：　体重（グラム）＝　　8＋年齢×2
②＜6ヵ月　　体重（kg）＝3＋0.7×月齢
　7～12ヵ月　体重（kg）＝7＋0.5×（月齢－6）
　1歳以上　　体重（kg）＝8＋2×年齢

2）身長

身長は小児の骨格の発育の重要な基準になる。

新生児の身長は約50cm。生まれてから1年目は約25cm伸びる。

○2歳以降の計算：2つの方法がある。

①身長（cm）＝歳数×5＋75
②身長（cm）＝70＋7×年齢

3）頭囲

新生児の頭囲は約34㎝。脳の発育によって生後3ヵ月間に約6㎝、その後の9ヵ月間で約6㎝大きくなる。1歳の時に約46㎝。2年目は2㎝ぐらいずつ大きくなり、3年目以降は増加の速度が緩慢になり、15歳の時に成人の大きさになる。

4）胸囲

生まれた時の胸囲は約32㎝、1年目には約12㎝、2年目には約3㎝大きくなる。新生児は胸囲より頭囲が大きく、2歳以降は胸囲が頭囲より大きくなる。

5）泉門

新生児の頭蓋骨の境目で、まだ縫合してない軟らかいところがあり、前頭部に大泉門、後頭部に小泉門があり成長に伴い閉じてくる。小泉門は生まれた時に閉じるか、生まれてから2〜4ヵ月で閉じる。大泉門は生後12〜18ヵ月で閉じる。

6）歯

嬰児期の5〜10ヵ月で乳歯が生えはじめる。

○6〜24ヵ月の小児の歯の数の計算：

乳歯数＝月齢－4（または6）

7）呼吸

年齢	回数／1分間
1〜3ヵ月　※新生児	45〜40
4〜6ヵ月　※＜1歳	40〜35　※40〜30
6〜12ヵ月　※1〜3歳	35〜30　※30〜25
1〜3歳　　※3〜7歳	30〜25　※25〜20

※『中医児科学』（第2版）による標準

8）脈拍

年齢	回数／1分間
新生児〜1歳　※新生児	160〜120　※140〜120
1〜3歳　　※＜1歳	120〜100　※130〜110
3〜5歳　　※1〜3歳	110〜90　※120〜100
5〜7歳　　※3〜7歳	100〜80
7〜12歳　　※7〜14歳	90〜70

※『中医児科学』（第2版）による標準

9）血圧（mmHg）

新生児の血圧は低く、約75/90mmHg。成長によって上昇する。

○ 1 歳以上の血圧の計算：

　収縮期＝年齢× 2 ＋ 80 mmHg

　拡張期＝収縮期の 1/2 〜 1/3

　　※収縮期の 2/3

※『中医児科学』（第 2 版）による標準

10）動作の発育

小児の動作のそれぞれの動きは、筋肉と中枢神経系統および脳の発育・発達と直接つながっている。

年齢	動き	年齢	動き
新生児	音・光に反応、手足の不自主な動き	6ヵ月	寝返ろうとする→寝返る
1ヵ月	目覚めている時に手足が動く	7ヵ月	座る
2ヵ月	首が座りはじめる	9ヵ月	はいはい、つかまり立ち、掴む
3〜4ヵ月	俯せの時に頭が少し持ち上げる	1歳	つかまり立ち、物を押しながら歩く、積木を3個以上積む
5ヵ月	握る	1歳半以降	歩く、登る

11）言語の発育

年齢	動き	年齢	動き
新生児	泣く、喃語（なんご）（乳児の意味のない声）	10ヵ月	パパー、ママー、理解力
2〜3ヵ月	泣く、喃語、うー、あー	1歳	簡単な言葉・単語
4ヵ月	笑う声	1歳半〜2歳	片言が盛んになる、言葉が増え、会話ができる。歌う
5〜6ヵ月	やー、うー、あー	4〜5歳	自分の意思を表現する
7〜8ヵ月	パパー、ママー	7歳以降	分析能力、語言能力

上述のように、小児の成長と発育には一定の過程と規律がある。古代には「変蒸」という説がある。「変蒸」とは、新生児から 1 歳までの子供は骨、経脈、五臓六腑、知力などの成長および発育が速いので、その成長に伴い微熱や発汗の症状が出現するが、これは病証ではないという考え方で、安静にさせる対応だけでよいという認識である。

3．病因の特徴

小児の発病を引き起こす原因は成人のそれとほとんど同じであるが、小児には独自の生理上の特徴があり、病因の違いによっては、病気の状況や発病のしやす

さが成人とは明らかに異なるものもみられる。小児の病因は外感・傷食・先天的な要素が比較的多く、情志や思いもよらぬ原因なども注意すべき要因である。**小児の年齢が低いほど、六淫邪気の感受率は高く、乳食**（母乳・ミルク・飲食）**などによる傷食も多くなる。**

1）外感素因

六淫邪気や疫癘邪気の外感的素因は小児を損傷しやすく、病気を引き起こす。

六淫邪気とは「風・寒・暑・湿・燥・火」の六種の外感病の総称である。これらは正常な状態の下では「六気」と呼ばれ、自然界の六種類の異なった気候変化を表している。この「六気」の異常な状態が病気の原因となり、「六淫」と呼ばれるようになる。**小児は稚陰稚陽の体であり、臓腑嬌嫩で体温調節の機能も弱いため、成人に比べて「六淫」邪気に損傷されやすい特徴がある。**

また、小児は「**肺臓嬌嫩**」で衛外機能（外邪に抵抗し、体を防御する働き）が成人に比べ弱いため、**風熱・風寒の邪気に侵されやすく**、各種の肺系疾患を起こしやすい。さらには臓腑嬌嫩のため**燥邪や暑邪**にも侵されやすく、肺胃の陰津不足となり**気陰両虚証**などの病証を起こしやすい。また小児は「**純陽の体**」のため、諸邪気は熱邪に変化しやすく、外邪に侵入された場合、**熱性病証が多くなる。**

疫癘とは伝染性をもつ病邪の一種で、発病は急激で、病状は比較的重く、症状そのものは六淫邪気に似ているが、流行しやすい特徴がある。小児の体は「稚陰稚陽」で「形気未充」のため、邪気に対する防御機能が弱く、**疫癘邪気に感染しやすく、疫病の発生と流行を起こしやすい。**

2）乳食素因

小児は「**脾常不足**」のため、飲食のコントロールが十分にできず、乳食で脾を傷めることが多い。両親がミルクを与えることを忘れてしまったり、乳食を与える時期を誤ったり、営養が偏ってしまったりすると、脾気の運化作用を失調し、脾胃病を起こしやすい。また子供自身が好き嫌いをしたり、偏食や冷たいものばかり食べたりすると陽を傷め、逆に辛熱のものを過食すると陰を傷める。脂っこいもの・甘いもの・味の濃いものの過食は脾を傷める。また、少食過ぎると気血生化が不足し、過食だと脾胃の傷食を起こす。

飲食の不潔も小児の発病原因の一つである。衛生面の知識の欠如から汚染した食べ物を誤食すると、嘔吐・下痢・腹痛・寄生虫病などの胃腸病を起こしやすい。

3）先天素因

遺伝要素は小児の先天素因の中で主要な要因となるもので、特に父母が原因のものは、先天性の畸形・生理欠陥・代謝異常などとして現れる。特に妊娠して以降に養生に無関心で、例えば妊婦の飲食失調や情志不暢、労逸過度や外邪の感受、性生活の不摂生などは、小児の先天性の疾病の原因になりやすい。

4）情志素因

小児は**心神怯弱**のため、異物を見たり、変わった音を聞いたりして驚いたり恐れたりすると、心神を損傷して、夜啼（夜泣き）・心悸・痙攣などの病証を引き起こしやすい。また、長期間思い通りにならなかったり、親の愛情が不足していたりすると、憂思や思慮により**心脾を損傷**しやすく、厭食・嘔吐・腹痛・孤独感・憂鬱感などの病証を起こしやすい。逆に両親が溺愛しすぎて小児の我慢する力が弱かったり、学習面などでの期待が大きすぎたりすると、精神障害や行動障害などを起こしやすい。

5）意外素因

小児は生活面での理解力や周囲の環境の安全・危険の状況判断能力が乏しいため、沸騰したお湯を誤って自分にかけてやけどをしたり、転んでけがをしたり、毒物を誤食して中毒を起こしたり、異物を飲み込んで窒息したりなど、思わぬ傷害を起こすことがある。

6）その他の素因

現代の環境や食品には、汚染や農薬、ホルモンの標準値の超過、添加物質などの問題があり、社会で最も関心を引く致病素因である。また、放射性物質による損傷は、胎児や幼児に障害を引き起こす可能性がある。

4．病理上の特徴

1）発病容易・伝変迅速

小児は発病しやすく、変化が速い。このことは小児の「臓腑嬌嫩、形気未充」に関係し、年齢が低い子供ほどこの特徴が著しい。小児は疾病に対する抵抗力が弱いため、病邪に侵入されて、病状の変化も速いという特徴がある。

小児の発病は特に**肺・脾・腎に関わる疾病や伝染病が多い**。

小児は「**肺臓嬌嫩**」で、肺は呼吸や皮膚汗腺の活動と関わりがあり、小児の免疫機能が弱いため、病邪が肺に侵入しやすい。そのため、**感冒・発熱・咳・痰・喘息**などを起こしやすい。

小児は「脾常不足」で、脾胃の消化吸収機能はまだ完全でない。小児は成長・発育が迅速な時期で、特に脾胃は「後天の本」であり、食物の消化吸収と営養物質の輸送を主り、気血の源であるため、成長・発育に必要な営養物質は大人よりもより必要である。この小児の脾胃の機能に、成長の速度が追いついていないため、乳食の失調や飲食の不潔などで脾胃を損傷すると、**消化不良・嘔吐・下痢**などがよく引き起こされる。したがって、「脾常不足」は小児の脾・胃疾患の病理的特徴の一つである。

　小児の「腎気常虚」とは「気血がまだ充足しておらず、腎気が固まっていない」という意味である。腎は精を蔵し、骨を主り、先天の本であるため、小児の**骨・脳・髪・耳・歯**の働きや成長に直接関係している。臨床では、**五遅**（立遅・行遅・髪遅・歯遅・語遅）・**五軟**（頭項軟・手軟・足軟・口軟・筋肉軟）・**解顱**（頭蓋骨の閉合される時期が遅れる）・**遺尿・水腫**など、腎精未充・骨格改変（クル病など）の病変がよくみられる。

　さらに小児の病理特徴としては「心常有余」「肝常有余」という一面がある。小児は生理的には心神怯弱・肝気未盛で、病理的には外邪を感受しやすく、各種の外邪は化火しやすいため、火熱の邪気により**高熱**や**心驚**（心神が乱れて起こる精神不安、驚きやすいなどの症状）や**肝風**（抽搐・痙攣などの症状）を引き起こしやすい。

　小児が病気になると疾病の変化は迅速で、**寒証・熱証・虚証・実証**は、互いに迅速に転化しやすい。「**易虚易実**」とは、小児が一旦病気になると、邪気は実になりやすく、正気は虚になりやすいということである。実証は迅速に虚証に転化したり、虚証はまた実証に転化しやすく、「**虚実兼証**」も現れやすい。例えば小児が不注意でかぜを引いた場合、直ちに肺炎・喘息に進みやすく、これらはみな実証である。

　この時もし邪熱が旺盛で、正気が支えられなくなると、正虚邪陥となり「**心陽虚衰証**」という虚証になるか、気滞血瘀を挟む「**虚実錯雑証**」となる。また小児は「**稚陰稚陽**」のため陰虚陽亢になりやすく、これは**熱証**である。また小児は「**稚陽未充**」のため、陽気虚衰にも鳴りやすく、これは**寒証**となる。小児の「**易寒易熱**」は「易虚易実」と交替で現れることが多く、寒証・熱証は容易に転化しやすい特徴がある。例えば小児が風寒外束の実寒証になった場合、外寒内熱に転化しやすく、ひどいと邪熱入裏の実熱証となることもある。また陽気虚衰の**虚寒証**や、陰傷内熱の**虚熱証**にも転化しやすい。

2）臓気清霊・易趨康復

　成人と比較して小児の身体は「生機蓬勃」で、臓腑の気は「清霊」、つまり清い

ため、さまざまな治療の反応は素早く出やすい。また小児の疾病は多くはなく、病状も相対的に単純である。そのため、**小児は病気にかかりやすく伝変も速い**という特徴があるが、一般的に**病状が好転していく過程も成人に比べ速く**（易趣康復）、治癒する可能性も大きくなる。例えば、感冒・咳嗽・泄瀉など多くの病気では発病も速いが、好転も速い。また喘息・癲癇・陰水などの病気は病状が長期化しやすいが、予後は成人に比べ相対的によいことが多い。

小児科疾病の診断

小児疾病の診断方法はほかの臨床科と同様、「望・聞・問・切」の四診によって診断・弁証していく。乳嬰児は会話ができず、児童でも会話はできるが正確に自分の病状を説明できない。加えて診察時に泣いたり騒いだりし呼吸や脈象にも影響が出るため、診断は非常に困難である。そのため、小児科の診察法では四診の中でも特に望診を重視している。

1. 望診
1）望神色

「神」とは小児の精神状態や生命現象のことで、「色」とは顔面部の気色のことである。小児の**眼光・神態・表情・反応**などを総合的に観察し、五臓の精気の盛衰や病状の軽重、予後などを判断していくことを望神色という。

精神的に安定し、両目には神があり、表情は快活で、顔色は紅潤、呼吸も調って、反応も敏捷であれば、気血調和・神気充実であり、健康であるか、症状があっても病状は軽い。逆に、精神的に萎縮し、両目に神がなく、表情もぼうっとして、顔色は暗く、呼吸も不安定で反応も鈍ければ、体弱有病か、病状は比較的重い。

① 五色主病

五色診ともいう。顔に現れる白・赤・黄・青・黒の五色の変化を観察し診断する。

顔色が白い場合、多くは寒証・虚証である。例えば、顔色・唇色が淡白の場合は血虚証で、小児貧血の時によく現れる。

顔色が赤い場合は、主に熱証である。例えば、かぜの時の発熱、のどの疼痛、顔色が赤いなど。

顔色が黄色い場合は、多くは脾虚証か湿濁証である。例えば、小児の消化不良

で痩せており、腹部膨大は疳証と考える。

顔色が青い場合は、多くは寒証・痛証・瘀証・驚癇(きょうかん)(驚き・痙攣)である。高熱で小児が痙攣する時に顔色・唇色が青紫になる。

顔色が黒い場合は、多くは寒証・痛証・瘀証・水飲(すいいん)証である。

② 五部配五臓(ごぶはいごぞう)

小児の顔の部位に現れた色沢の変化によって、臓腑の病変部位や病性を推察する望診方法を五部配五臓という。

五部と五臓の関係は左頬は肝、右頬は肺、額上は心、鼻は脾、頦部は腎である。

小児の顔面における五臓の部位

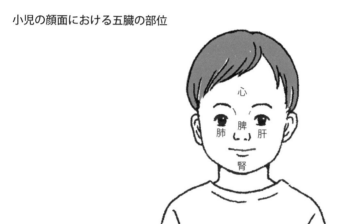

2) 望形態

望形態は、望形体と望動態を包括したものである。**小児の外形と動静や姿態の観察を通して、疾病を推測する初歩段階の診断法である。**

例えば頭の形が四角く、髪が少なく、泉門が広く閉じていないものは**五遅**(p.157参照)である。頭が大きく額は小さく、前頭骨が広く、縫合線が閉じていず、目が下垂したものは**解顱**(p.157参照)である。前頭骨と眼窩が凹み、皮膚が乾燥しているものは、嬰幼児泄瀉の**陰傷液脱証**(いんようえきだつ)である。胸郭が鶏胸(けいきょう)(鳩胸(はとむね))のように高く盛り上がったものは**クル病**である。腹部が膨張し、四肢が痩せ、髪は薄く額に青筋のあるものは**疳積**(かんせき)である。屈んで横になりたがるものの多くは**腹痛**である。頸項が強直し、四肢が抽搐(ちゅうちく)(ひきつりや痙攣)するものは**驚風**(p.130参照)である。

3) 望苗竅(ぼうびょうきょう)

竅は、口・舌・目・鼻・耳と前陰・後陰を指す。これらの苗竅は体の内部と外部を連絡するもので、臓腑にもつながっている。

① 察舌:**健康な小児は舌体が柔軟で、色は淡紅で潤沢、伸縮も自在で舌面には**

乾湿が適当な薄い舌苔がある。

舌質が淡白であれば気血虚損である。舌質紅絳で紅刺があれば温熱病邪が営分・血分に侵入している。舌質紅で舌苔が少なく、ひどいと無苔で乾燥したものは陰虚火旺である。舌質紫暗か紫紅は気血瘀滞である。舌表面が粗く紅刺があり、ヤマモモのようなものは猩紅熱である。

② 察目：**眼瞼浮腫**は水腫の証候である。睡眠時に瞼が開いて閉じないものは脾虚気弱である。上の**眼瞼下垂**は気血両虚である。両目が**直視**し目をみはるものは肝風内動である。**白目が黄色**く染まったものは黄疸である。**目赤腫痛**は風熱上攻である。**眼窩が凹み**泣いても涙の出ないものは陰津大傷である。

③ 察鼻：**鼻づまりと水っぱな**があるものは風寒感冒である。**鼻汁が黄濁**のものは風熱客肺である。長期的に臭い**濁涕**が出るものは肺経鬱熱である。鼻孔が**乾燥**したものは肺経燥熱傷陰である。**鮮紅の鼻衄**（鼻血）があるものは、肺熱迫血妄行である。**鼻翼煽動**で呼吸促迫を伴うものは、肺気鬱閉である。

④ 察口：唇色が**淡白**のものは気血不足である。唇色が**紅赤**は熱である。唇色が**紅紫**は瘀熱互結である。唇色が**桜色**は暴瀉傷陰である。口中の**びらん**は脾積熱（積熱は積聚による熱）の口瘡である。口内に**白い屑**があるものは鵝口瘡（p.88 参照）である。

歯の生え替わりの遅いものは腎気不足である。歯衄・歯茎痛は胃火上炎である。歯茎の紅腫は胃熱薫蒸（薫蒸は蒸されること）である。

のどが赤く悪寒・発熱のあるものは外感の証候である。のどが赤く扁桃腺の腫れたものは外感風熱か肺胃火上炎である。扁桃腺に膿のあるものは熱壅肉腐である。のどが痛み微紅色で灰白色の仮膜があるものは白喉（ジフテリア）である。

⑤ 察耳：小児は耳殻が厚く、色が紅く潤っている状態が正常であり、先天的に**腎気**が充足している表れである。

対して耳殻が薄く、舟状窩がはっきりしないものは先天性腎気未充の証候である。耳内に**痛み**があり膿が出るのは、肝胆火盛の症状である。耳たぶを中心に慢性的な**腫痛**がある場合は痄腮（流行性耳下腺炎／おたふくかぜ）の表れである。

⑥ 察二陰：**男児の陰嚢が緊張も弛緩もしていない正常な状態は、腎気充沛**（充実）

の表れである。

陰囊が弛緩している場合、体虚や発熱などの症状がみられる。陰囊中の睾丸が腫れ上がり明るい色だが紅くない状態を**水疝**（すいせん）という。陰囊中に下垂物があり、時によって大きさが変化し、また上下へ移動する状態を、小腸下垂の**狐疝**（こせん）（鼠径ヘルニア）という。陰囊に水腫がある状態は陽虚陰水の表れである。女児は前陰部が紅潮し灼熱感がある状態は湿熱下注の表れであるが、蟯虫（ぎょうちゅう）病であるかどうか注意しなければいけない。小児の陰部に湿疹のような発疹・腫れがあり、赤くなり痛みのある状態はおむつ皮膚炎の表れである。

4）察二便

新生児の生後3〜4日以内で、大便は粘稠で褐色、臭気のないものが日に2〜3回あるものは**胎糞**（たいふん）である。

大便が乾燥して硬いものは内有実熱か陰虚内熱である。大便が**稀薄で白い塊**が混じるものは内傷乳食である。大便が**稀薄で色が黄色、臭い**ものは腸腑湿熱である。**水っぽい下痢**が止まらないものは脾腎陽虚である。大便に**赤白の粘稠**なものが混じる場合は、赤痢でみられる湿熱積滞である。

尿が水っぽく量が多いものは寒である。尿が黄色く少ないものは熱である。尿が深黄のものは湿熱内蘊（しつねつないうん）である。濃茶のように褐色の尿は湿熱黄疸である。尿が生肉を洗い流したような赤みがあり、検査でも赤血球が多くみられるものは尿血である。

5）察指紋

小児指紋とは人差し指の橈骨側の浅表静脈のことである。察指紋は、3歳以下の小児の望診の一つである。

小児の食指（人差し指）は**三関**に分かれている。**虎口**（ここう）（第1中手骨と第2中手骨との間の手背面くぼみにあるツボ）から指の先端に向けて最初の関節（第3関節）を**風関**、第2関節を**気関**、3番目の関節（第1関節）を**命関**という。

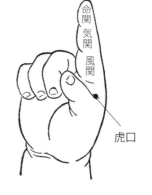

術者は指紋をみる際、小児を明るいところへ抱いて行き、左手の食指と親指で小児の食指を固定し、右手の親指で小児の食指橈骨側の**命関から風関に向けて**軽く何度か押すと指紋が現れてくる。

正常な小児の指紋は淡紫色で、風関以上ははっきりと見えない。指紋の弁証では「浮沈は表裏を、紅紫は寒熱を、淡滞は虚実を、三関は病気の軽重を表す」と

いわれる。浮は表で沈は裏、紅は熱で紫は寒、淡は虚で滞は実である。風関に指紋がある場合は病邪の入り始めで、病状は軽浅を表す。気関まで到達すると病邪は裏に入り、病状は比較的重い。命関まで進むと病邪はさらに深く入り、病状はさらに悪い。

指紋が指の先端まで到達している場合は、「**透関射甲**（とうかんしゃこう）」と呼び、病状が重篤で危険な状態である。

2. 聞診

聞診は聴覚・嗅覚によって疾病を診断する補助診察である。小児科での聴声音は、主に小児の泣き声や呼吸、咳嗽、言語などの音の高さや強さを聞く。臭気味は小児の口中の味や、大小便・痰液・汗・嘔吐物などのにおいを重視する。

1）聴声音

① 泣き声：腹痛によって起こる泣き声は、声が尖っており、泣き方に緩急があり止んだり泣き出したりする。**腸重積**（ちょうじゅうせき）による泣き声は声に鋭さがあるような震えた声音で、嘔吐や血便を伴う。夜間に泣き出し、睡眠が不安定で、日中は何事もないものを**夜泣き**という。また、一般的に泣き声に力があると実証、泣き声が細く弱いと虚証とされる。泣き声が澄んでリズムが一定の場合は正常か軽症で、泣き声に鋭く尖った感じがあるか、またはか細く弱く力がない場合は重症である。

② 呼吸音：呼吸が荒く、力があるものは外感実証や**肺蘊痰熱**（はいうんたんねつ）の状態である。呼吸が短く荒く、のどに喘鳴（ぜんめい）が聞こえる場合は喘息である。呼吸が緊迫しており、鼻翼煽動（びよくせんどう）と咳嗽が多い場合は、肺気閉鬱の症状である。

③ 咳嗽音：空咳で痰はないか少なく粘り気がある場合は、燥邪犯肺か肺陰損傷である。咳声が高く、鼻音が重いと、外感の場合が多い。咳嗽が頻繁に起こり、痰に粘りがあり吐き出しづらく、痰鳴のある場合は、肺蘊痰熱か肺気閉塞である。咳声が嗄れたように聞こえるのは**急喉風**（きゅうこうふう）（咽炎）・**白喉**（はくこう）の症状である。

2）嗅気味

口臭が強いのは**肺胃積熱**（はいいせき）、**傷食積滞**（しょうしょくせきたい）、**濁気上蒸**（だくきじょうじょう）である。

大便の酸腐臭は**傷食**が主な原因である。**完穀不化**（かんこくふか）（消化不良）は脾腎虚寒によって現れる。

小便が生臭く刺激臭がある場合は、湿熱下注が原因である。小便清長の場合は、脾腎陽虚が原因である。

　吐瀉物の酸腐臭は、主に食滞化熱が原因である。吐瀉物の臭いが糞のように臭い場合は、主に腸結気阻・穢糞上逆が原因である。

3. 問診

　中医学の問診では**十問歌**があり、これを意訳すると、「一つ、悪寒発熱、冷えのぼせ、二つ汗の程度や時を問い、三つ身体のドコソコに、どんな痛みが、どうあるか、四つ便通、五に食事、六に動悸に胸やけ呼吸、七つ耳鳴難聴と、八つ渇きを把握して、九つ脈で中を診て、十に対話の空気から、人の心を見きわめる」となる。

　問診は、病状や病歴の情報を収集するための重要な診断であるが、嬰幼児は話すことができなかったり、また児童でも自分の病状を的確に表現するのが難しかったりするため、小児科では主に両親から話を聞くことが多い。

4. 切診

1）脈診

　小児は寸口部分が小さいため、小児には「**一指定三関**」の方法を推奨している。術者は小児の脈を測る際は親指か食指で同時に「寸・関・尺」の三部分を測る。小児の脈は成人とは異なり、弱く、脈象は数（速い）で、年齢が低くなるにつれ脈拍が速くなる。脈は成人（測る側）の1呼吸で6〜7回なのが正常、5回以下は**遅脈**、7回以上は**数脈**となる。

　小児の脈象は主に浮・沈・遅・数・有力・無力の6種類にわけられる。

2）按診

① 大泉門：泉門（p.19参照）の**凸出**した部分を押すと緊張する状態を**囟填**といい、主に風火痰熱上攻・肝火上亢・熱盛生風によって発症する。泉門が凹陥するものを**囟陥**と呼び、陰津大傷が主な原因である。頭頂骨が軟弱なのは気陰虚弱・精虧骨弱の表れである。頭頂骨を押した際、軟らかいだけでなく弾力性がある場合、主にビタミンD不足によるクル病が原因と考えられる。

② 頸項・腋下：正常な幼児は、頸項部・腋下部を触ると緑豆大のリンパ結節があり、自由に活動するもので、痛みはない。リンパ結節が大

● 小児の五臓弁証要綱

五臓	主	症状	五色	脈象	弁証		病機
肝	風動	興奮状態、目直視（一方向に目を見張る）、欠伸、頸項強直、四肢痙攣	青	弦	実	目直視、頸項強直、四肢痙攣	肝常有余
					虚	歯噛み、欠伸、弱い痙攣	
					熱	壮熱、口渇、喘息、目が直視、痙攣、抽搐	
心	驚き熱	驚悸、高熱、興奮状態、口渇引飲、手足の動き、精神不安	赤	数	実	高熱、煩渇、驚悸	火熱
					虚	横になり、驚悸不安	
					熱	壮熱、喜冷、目赤、目上視（上方向に目を見張る）、歯噛み	
脾	困倦	体が重たい、倦怠、嗜睡、食欲不振、下痢	黄	遅	実	倦怠、嗜睡、身熱飲水、下痢黄色便	脾常不足
					虚	嘔吐、下痢白色便	
					熱	黄疸、尿が黄色	
肺	喘息	くしゃみ、鼻水、鼻づまり、咳、短気、喘息、呼吸不利	白	浮	実兼風冷	喘息、咳、胸悶、鼻づまり、鼻水、くしゃみ	嬌嫩
					虚	喘息、短気、皮膚乾燥、唇色白	
					熱	喘息気急、呼吸不利、鼻の乾燥、鼻血	
					虚熱	唇色赤	
腎	虚寒	精神不振、光を畏れる、足の冷え、四肢の冷え	黒	沈	虚	顔色眺白か暗い、むくみ、小便清長、尿の漏れ	常虚

きくなって触ると痛みを伴ったり、腫れて焼けるような痛みを感じたりする場合は、痰熱の毒である。リンパ結節がさらに大きくなり、触っても痛まず、堅い状態は瘰癧（るいれき）の症状である。

③ 胸腹：胸骨が前へ突出している状態を鶏胸（けいきょう）（鳩胸）、胸椎（きょうつい）が突出しているものを亀背（きはい）（せむし）、胸骨両側の肋骨が前に突出したものを串珠（かんせん）（クル病数珠（じゅず））といい、どれもクル病の症状である。剣状突起下部の痛みは胃脘（いかん）痛である。臍の周囲を押圧すると痛み、触れると塊りがあって押すと散るのは、虫証である。右下腹部を押すと痛み、発熱や右下肢の引きつりがあるものは、腸癰（ちょうよう）である。

④ 皮膚：冷汗が多い場合は陽気不足で、皮膚が熱いが無汗の場合は熱を内にこもらせている状態である。皮膚が乾燥して弾力性が失われている状態

は、吐瀉によって陰液が消耗した症状である。皮膚が腫脹し、指で押しても押し戻される状態は、陽水水腫（ようすいすいしゅ）である。皮膚が腫脹して指で押しても凹みがもとに戻ろうとしない状態は陰水水腫（いんすいすいしゅ）ある。

小児科疾病の治療

　小児科疾病の治療原則そのものは成人と基本的に同じだが、小児は生理・病理・病因・病種の上で成人とは異なるため、治療方法、方剤の服用量、服用方法などは成人と変える必要がある。

　中薬の湯剤の内服は、吸収力も速く、加減運用の自由度が高く、飲ませやすいため、最も常用する。中成薬は持ち運びに便利で、服用も簡単である。薬物の外治治療は、使いやすく、子供も治療を受け入れやすいので、治療効果は上がりやすい。

　その他にも推拿（すいな）（p.33, 214参照）・艾灸（がいきゅう）（お灸）・鍼灸なども、病証の特徴や患者である小児の状態に合わせて選択応用していくとよい。

1. 内治法

1) 用薬の原則

① 治療時期を逃さず、正確・慎重に行う

　小児は生理・病理的に臓腑嬌嫩であり、発病しやすく、変化が速いのが特徴である。そのため治療の際は、その時々によって有効な措置を取らなくてはいけない。

② 処方は素早く臨機応変に行う

　小児の臓気は純陽で変化が速いため、治療の際は素早く臨機応変に行う必要がある。大苦・大寒・大辛・大熱・峻下（しゅんげ）（強い排便・排尿の方法）・毒烈の中薬は、たとえ証に適しているとしても、小児の正気を消耗させないように使用を控えるか、使用量を大幅に減らして服用させる。

③ 脾胃を養護する

　小児の成長・発育は、脾胃が化生する精微の気が充養することで行われている。例えば、疾病の回復は脾胃の生化の健運に頼り、先天不足の小児も後天の精によって調節し補養されている。そのため、小児科では脾胃の特徴を非常に重視し、脾胃の気をしっかり補い、損傷しないように注意しなければならない。

④ 薬の用量を変える

小児の服薬量は、年齢差、個人差、病状の軽重、方剤の組み合わせ、薬味の種類、そして術者の判断によってそれぞれ異なる。小児は服薬時に薬を無駄にしてしまうこともあるため、中薬の用量は比較的多めになる。しかし、辛熱有毒・苦寒攻伐（攻下・清熱・逐水など薬性の強いもの）・薬性猛烈なもの、例えば麻黄・附子・細辛・烏頭・大黄・芒硝などは、使用時に注意が必要である。

服薬量の簡単な指標は、**新生児は成人量の 1/6、乳嬰児は 1/3、幼児は 1/2、学齢児童は 2/3 か成人に近い量である。**

2）服薬方法

常用される服薬法には、口服法、点鼻法、蒸気や噴霧などでの吸入法、直腸からの座薬法、注射などがある。

3）常用の内治法

小児科の主な治法は、次の表のようにまとめられる。

疏風解表法	止咳平喘法	清熱解毒法	涼血止血法	安蛔駆虫法	消食導滞法
鎮驚開竅法	利水消腫法	健脾益気法	培元補腎法	活血化瘀法	回陽救逆法

2. 外治法

1）薫洗法

中薬の薬液と蒸気などで患部を洗う治療法の一つである。例えば麻疹・発疹の初期には透疹を助けるため、麻黄・浮萍・芫荽子・西河柳を煎じた汁で頭部や四肢をこすり洗いして、薬液を室内で沸騰させ、空気中に湿潤させ、体表を薬気に接触させる。

2）塗敷法

新鮮な中草薬を磨り潰すか粉末状にして水や酢などで溶かした後、患部に塗る治療法。例えば、鮮馬歯莧・大青葉・青黛・紫金錠などを使って、腮部（顎やエラ）に塗って流行性腮腺炎（流行性耳下腺炎）の治療を行う。

3）塗貼法

薬物を軟膏・薬餅・粉末にして湿布などに敷き詰めて、それを患部に貼る治療法。例えば夏の三伏天（小暑から大暑まで）に、延胡索・白芥子・甘遂・細辛を粉末にし、生姜汁で調整して薬餅を作り、中心に丁香末を少々塗し、肺兪・膏肓・百労の経穴の上に塗り、哮喘（p.70 参照）を治療する。

4）擦拭法

薬液や粉末状の薬を患部に擦拭する治療法。例えば、冰硼散で口腔を擦拭したり、塩水や金銀花甘草水で口腔をゆすいで鵝口瘡（p.88参照）や口瘡を治療する。

5）薬袋療法

山柰（バンウコン）・蒼朮・白芷・砂仁・丁香・肉桂・甘松・草豆蔲・沈香・檀香などの芳香薬物を用いて、病状に合わせて配合する薬を選び、粉末にして香袋や腹巻、香枕として使用する。また佩帯（腰につける）として使用し、辟穢解毒、食欲増進、環境改善、病気の予防などに効果があることもある。

6）推拿療法

気血循行、経絡通暢、神気安定、臓腑調和を促進する働きがあり、駆邪による治病目的を達成できる。5歳以下の小児が泄瀉、腹痛、厭食、痿証、斜頸（頸部が傾き、頭が回りにくくなる）などの疾病を引き起こした際に、柔軟にマッサージする。

捏脊療法は小児科でよく用いられる推拿法の一種で、督脈と膀胱経の按摩を通して、調和陰陽、疏理経絡、行気活血をはかり、臓腑機能を回復させ、病気を予防・治療していく方法であり、厭食・疳証に適応する（p.214参照）。

7）鍼灸療法

小児科では主に遺尿・喘息・泄瀉・痢疾・痹証などの疾病の際に使用する。

刺四縫療法は小児科の鍼灸で常用される治療法の一つである。四縫穴は食指・中指・薬指・小指の中節横紋中点にあり、手の三陰経が通っている部位である。四縫穴を鍼刺することで、清熱、除煩、通暢百脈、調和臓腑等の効果があり、厭食や疳証の治療によく用いられる。

8）抜罐療法

気血流暢、営衛運行、祛風散寒、舒筋止痛等の作用があり、咳嗽、喘息、腹痛、遺尿などの病状で主に使用される治療法である。

第1章のポイント

1. 中医小児科学の定義

2. 小児の年齢による分類
    ①胎児期　②新生児期　③嬰児期　④幼児期
    ⑤学齢前期（幼童期）　⑥学齢期　⑦思春期

3. 小児の生理・病理上の特徴
   1）生理上の特徴
    ①臓腑嬌嫩・形気未充
    ②生機蓬勃・発育迅速「純陽」
   2）生理常数
    ①体重　②身長　③頭囲　④胸囲　⑤泉門　⑥歯　⑦呼吸
    ⑧脈拍　⑨血圧　⑩動作の発育　⑪言語の発育「変蒸」
   3）病因の特徴
    ①外感素因　②乳食素因　③先天素因　④情志素因
    ⑤意外素因　⑥その他の素因
   4）病理上の特徴
    ①発病容易・伝変迅速
      「脾常不足」「腎気常虚」「心常有余」「肝常有余」「易虚易実」
      「稚陰稚陽」
    ②臓気清霊・易趨康復

4. 小児科疾病の診断
   1）望診
    ①望神色　(1)五色主病　(2)五部配五臓
    ②望形態
    ③望苗竅　(1)察舌　(2)察目　(3)察鼻　(4)察口　(5)察耳　(6)察二陰
    ④察二便

⑤察指紋　三関：風関、気関、命関　「透関射甲」
- 2）聞診
    - ①聴声音　(1)泣き声　(2)呼吸音　(3)咳嗽音
    - ②嗅気味
- 3）問診
- 4）切診
    - ①脈診：一指定三関の方法
    - ②按診　(1)大泉門　(2)頸項・腋下　(3)胸腹　(4)皮膚

5. 小児科疾病の治療
- 1）内治法
    - ①用薬原則
        - (1)治療時期を逃さず、正確・慎重に行う
        - (2)処方は素早く臨機応変に行う
        - (3)脾胃を養護する
        - (4)薬の用量を変える
    - ②服薬方法
    - ③常用の内治法
- 2）外治法
    - ①薫洗法　②塗敷法　③敷貼法　④擦拭法
    - ⑤薬袋療法　⑥推拿療法　⑦鍼灸療法　⑧抜罐療法

第2章 新生児疾病

1 胎黄

定義

　胎黄とは、新生児が生まれた後に皮膚・顔・目に現れる黄疸が特徴で、原因は生まれつきの要素と関係があるため、「胎黄」「胎疸」と呼ばれる。現代医学では新生児黄疸と呼ばれ、新生児の生理性黄疸やビリルビンが増加する疾病、例えば溶血性黄疸、胆道畸形、胆汁鬱滞、肝細胞性黄疸等に相当する。

病因病機

　新生児の病理性黄疸の原因は多種あるが、主に生まれつきの湿の蘊結（溜まる、集結すること）、例えば湿熱鬱蒸、寒湿阻滞などで、それが慢性化すると気滞血瘀となる。本病の病変の部位は**肝胆・脾胃**で、発病機序は主に脾胃の湿熱や寒湿の内蘊（貯留する）から、肝失疏泄、胆汁外溢となって黄疸が発症し、慢性化すると気滞血瘀となる。

1. 湿熱鬱蒸

　母親が体質的に湿が旺盛であったり、湿熱の毒を内蘊したりすることで、胎児に遺伝してしまう。あるいは妊娠した際や出産後に、湿熱邪毒を感受することによって発症する。熱は陽邪のため、**黄疸は鮮明で橙色のような黄色**となる。熱毒が旺盛だと黄疸の色は急速に深い黄色となる。もし湿熱が熱化し、厥陰経に内陥すると、意識障害や抽搐など危険な証候が現れる。また正気不足で、陽気が虚衰しても虚脱の危険な証候になる。

2. 寒湿阻滞

　小児が先天性の稟賦不足だと、脾陽が虚弱となり、湿濁を内生するため発症する。あるいは出生後に湿邪が侵入し、湿が寒化すると、寒湿阻滞を発症する。寒は陰邪のため**黄疸の色は暗い黄色**となる。

3. 気滞血瘀

小児の中には稟賦不足のため脈絡が阻滞し、あるいは湿熱が肝経に蘊結(うんけつ)(溜まる、集結すること)して慢性化すると、気血鬱阻となり、気滞血瘀から黄疸を発症する。これは気機が不暢(きき ふちょう)(滞りのびやかでないこと)で肝胆が失調し、絡脈が瘀積(おせき)(溜まること)するために発症するので、**黄疸は暗い黄色**で、腹部の脹満、右脇下部の痞塊などを伴う

この他、先天的に胆道が欠損して不通となり、胆液を疏泄(そせつ)作用(疏とは疏散、離れること。泄は漏らす、外へ排泄すること)できないため皮膚に溢れ発症する場合もある。

弁証論治

臨床では、まず胎黄が生理的なものか病理的なものかを弁別する必要がある。病理性と判断された場合は、さらに胎黄が陽黄か陰黄かを弁別する。病程が短く皮膚は鮮明な黄色で、舌苔が黄膩(おうじ)の場合は**陽黄**(ようおう)である。病状が長引き、皮膚の色が暗く、軟便で白色、舌質淡、舌苔膩の場合は**陰黄**(いんおう)である。もし肝・脾が大きく腫れ上がり、腹壁に青筋が浮かぶ場合は、瘀積による発黄色のため陰黄に属する。

もし黄疸が急激にひどくなり、四肢が冷え、脈が微で絶えそうなものは**胎黄虚脱証**である。また、黄疸が顕著で痛みを伴う抽搐や、角弓反張(かくきゅうはんちょう)がみられる場合は**胎黄動風証**で、これらは胎黄の**変証**(へんしょう)である。

治療に関しては、生理的な黄疸は自然と消えていくので、特別な治療は必要としない。病理性の黄疸は、**利湿退黄を基本原則として治療**を進める。陽黄と陰黄は**清熱利湿退黄か温中化湿退黄**かの違いがあり、気滞血瘀証は**化瘀消積**を主とする。

新生児は脾胃が虚弱であり、治療過程で後天の源である脾胃の気を護る必要があるため、苦寒剤の使用を控え、胃を保護して正気を消耗しないようにする。

○ 常証

1. 湿熱鬱蒸証

症状:顔色や白目が黄色、色はミカンのように鮮やか。泣き声ははっきりしている、乳を吸いたがらない、口渇、唇の乾燥、発熱、大便秘結、尿が深黄色。舌質紅・舌苔黄膩。

証候分析：この証は**陽黄証**で、湿熱が脾胃を蘊阻（溜まることで阻害する）し、肝胆の疏泄が失調したため発病する。発病は急で、全身症状や舌象は、湿熱壅盛の証候が特徴的である。新生児の溶血性黄疸、肝細胞性黄疸の多くはこの証である。病状が重くなると黄疸動風証、黄疸虚脱証の変証が発症しやすくなる。

治法：清熱利湿

方薬：茵蔯蒿湯『傷寒論』加味

　　　茵蔯蒿 18g、山梔子 12g、大黄 6g

方意：茵蔯蒿・山梔子・大黄は清熱利湿退黄の効能をもつ。佐薬として沢瀉・車前子で利水化湿、黄芩・金銭草で清熱解毒をはかる。

　　　熱の症状が重い時は、虎杖・竜胆草を加えて清熱瀉火の効能を強める。湿が重い時は、猪苓・茯苓・滑石を加え滲湿利水の効能を強める。嘔吐がある場合は、半夏・竹筎を加えて和中止嘔の効能を強める。腹脹がある場合は、厚朴・枳実を加えて行気消痞の効能を強める。

2. 寒湿阻滞証

症状：顔色や白目が黄色、色は暗い、慢性的で退かない。精神萎靡（精神が萎える、しおれる）、四肢が温まらない、食欲不振、軟便で灰白色、尿は短く少ない。舌質淡・舌苔白膩。

証候分析：本証の多くは母親が病弱で、もともと気血が少ないため、胎児が稟賦不足となって発症する。または湿熱が薫蒸（蒸される）して長期間治癒しないため発症する。発病は緩慢で病程は長く、予後もよくない。臨床では**陰黄**・虚寒の証候が明確である。湿熱鬱蒸証とは黄疸の色と全身の寒熱症状で区分する。

治法：温中化湿

方薬：茵蔯理中湯『張氏医通』加減

　　　茵蔯蒿 3g、乾姜・白朮・党参・炙甘草 各 9g

方意：処方中、茵蔯蒿は利湿退黄に、乾姜・白朮・炙甘草は温中燥湿に、党参は益気健脾に働く。薏苡仁と茯苓を加え、健脾滲湿をはかるとよい。

　　　寒邪が旺盛の時は、附子片を加え温陽を強める。肝脾の腫大、絡脈の瘀阻がみられる時は、川芎・赤芍・莪朮を加え活血化瘀の効能を強める。食欲不振・消化不良などがみられる場合は、神曲・砂仁を加え行気醒脾

の効能を強める。

3. 気滞血瘀証

症状：顔色や白目が黄色、顔色は次第に深く暗い色になり艶がない。右脇下部に硬い痞塊、腹部の脹れ・青筋が浮き出る、瘀斑、衄血、唇が暗紅色。舌体に瘀点・舌苔黄。

証候分析：この証は病状が長引き次第に悪化していく陰黄証である。黄疸の色が暗く艶がないほかに、病理変化や臨床表現で有形の瘀積の証候がある。

治法：化瘀消積

方薬：血府逐瘀湯『医林改錯』加減

桃仁 12g、生地黄・当帰・牛膝・紅花各 9g、枳殻・赤芍各 6g、
川芎・桔梗各 5g、柴胡・炙甘草各 3g

方意：処方中、柴胡・枳殻は疏肝理気に、桃仁・当帰・生地黄・紅花・赤芍・川芎・牛膝は行気活血化に働く。

便秘がある場合は、大黄を加え通便させる。皮膚の瘀斑がみられる場合は、牡丹皮・仙鶴草を加えて活血止血の効能を強める。腹脹がみられる場合は、木香・香櫞皮を加えて理気の効能を強める。脇下に硬い痞塊ができた場合は、穿山甲・水蛭を加えて活血化瘀の効能を強める。

○ 変証

1. 胎黄動風証

症状：黄疸が急速に悪化する。嗜唾、神昏、抽搐。舌質紅・舌苔黄膩。

証候分析：この証は陽黄を基礎にして発症する。病状は危険な状態で、病勢も激しく、低体重で出産した乳児によく発症する証である。臨床的には、主に顔色や白目が深黄色、神昏、抽搐などが特徴である。

治法：平肝熄風、利湿退黄

方薬：羚角鈎藤湯『重訂通俗傷寒論』加減

羚羊角 4.5g、鈎藤鈎・菊花・生白芍・茯神各 9g、生地黄・竹筎各 15g、
貝母 12g、桑葉 6g、生甘草 3g

方意：本証では、羚羊角粉・鈎藤鈎など平肝息風の効能をもつ中薬を常用し、茵陳蒿・生大黄・車前子で利湿退黄、石決明・川牛膝・僵蚕・山梔子・

黄芩で清熱鎮惊の効能を強める。

2. 胎黄虚脱証

症状：黄疸が急速に悪化する、顔色が蒼黄。浮腫、呼吸促迫、神昏、四肢が冷たい、胸腹部が温まらない。舌質淡・舌苔白。

証候分析：本証は黄疸の危険な証候で、ポイントは陽気が虚衰して邪気が亢盛でないことである。臨床的には、陽気虚衰で脱証を起こしやすい危険な証候である。

治法：大補元気、温陽固脱

方薬：参附湯『世医得効方』合生脈散『医学啓源』加減

　　参附湯：人参12g、附子9g

　　生脈散：人参9g、麦門冬15g、五味子6g

方意：処方中、人参は大補元気に、附子・乾姜は温補脾腎に、五味子・麦門冬は斂陰に働く。

茵陳蒿・金銭草を加え利胆退黄の効能を強めるとよい。

第2章のポイント

■胎黄

1. 定義
2. 病因病機：①湿熱鬱蒸　②寒湿阻滞　③気滞血瘀
3. 弁証論治

　陰黄とは　陽黄とは

　○ 常証

　1）湿熱鬱蒸証：治法：清熱利湿　方薬：茵蔯蒿湯加味

　2）寒湿阻滞証：治法：温中化湿　方薬：茵蔯理中湯加減

　3）気滞血瘀証：治法：化瘀消積　方薬：血府逐瘀湯加減

　○ 変証

　1）胎黄動風証：治法：平肝熄風・利湿退黄　方薬：羚角鉤藤湯加減

　2）胎黄虚脱証：治法：大補元気・温陽固脱　方薬：参附湯合生脈散加減

第3章 肺系病証

1 感冒

定義

　　感冒とは、外邪を感受することで発病する外感疾病のことで、発熱・鼻水・くしゃみ・咳嗽（がいそう）などの症状が特徴的である。感冒は1年を通して起こりやすい病気で、気候の変わり目や、冬から春にかけて発病する確率が高い。老若男女問わずに発病する病気で、何歳の小児であっても発病するが、特に嬰幼児に最も多くみられる。小児は肺の機能が弱く、脾が常時不足しがちで、神気（しんき）（精神・神志）も虚弱なため、邪気を受けると痰・気滞・驚（きょう）などを挟む兼証が現れる。

　　小児科でよくみられるさまざまな急性伝染病の初期は、感冒の症状に類似しているため、誤診を避けるためにも注意して鑑別する必要がある。

病因病機

　　小児感冒の主な病因は風邪（ふうじゃ）を感受することで、風邪は寒・熱・湿・燥などの邪気を夾雑させやすく、また流行性の疫毒（えきどく）邪気を感受しても発病する。気候変化、寒温失調、養生の不摂生などがあると発病しやすくなる。小児の正気が不足し、身体の抵抗力が低下すると、外邪は体虚に乗じて体内に侵入しやすくなる。

　　感冒の病変部位は主に肺で、肝・脾におよぶこともある。**病機の鍵は肺衛（はいえ）の宣発（せんぱつ）・粛降（しゅくこう）作用の失調である**。肺は皮毛と腠理（そうり）の開闔（かいごう）（開閉と同意）を主（つかさど）り、鼻に開竅（かいきょう）する。外邪は口鼻や皮毛から侵入して肺衛を犯し、体表を巡る衛気の調節作用を失調する。そのため、衛気が影響を受け肺気が宣発作用を失調し、発熱、悪風寒、鼻づまり、鼻水、くしゃみ、咳嗽等の症状がみられる。

1. 風寒邪気の感受

　　小児の臓腑は華奢（きゃしゃ）で、形気は未発達のため、腠理は薄く弱く表衛も固摂（こせつ）していない。そのため寒温の調節ができず、外邪の侵入を受けやすく、発病する。風寒の邪気は口鼻や皮毛から入り、体表を犯し、腠理を鬱滞する。また寒には収引の作用があり、皮膚と筋肉を閉塞すると衛気が宣発できないため、悪寒、発熱、無

汗がみられる。寒邪が肺を犯し、肺気が宣発作用を失調して気道が不利になると、鼻づまり、鼻水、咳嗽がみられる。寒邪が太陽経脈に鬱滞し、経脈が阻滞収引されると、気血が凝滞するため、頭痛、身痛、四肢・関節の痠痛（さんつう）（だるく痛む）などがみられる。

2. 風熱邪気の感受

風熱の邪気は肺・咽喉を犯す。邪気は体表にあり、衛気が不暢になるため、発熱が重く、悪風・微汗がみられる。風熱の邪気が上部を擾（みだ）し、頭痛がみられる。熱邪が肺衛を犯し、肺気が宣発作用を失調するため、鼻づまり・鼻水・くしゃみ・咳嗽がみられる。咽喉は肺・胃の門戸で、風熱邪気が咽喉に乗じるとのどの腫痛がみられる。小児の発病後は伝変しやすいため、風寒邪気を感受して正気と邪気が抗争し、寒邪が熱化したり、表寒が抜けず熱化したりすると寒熱夾雑の証となる。

3. 暑湿邪気の感受

夏季に暑邪を感受し、長夏で多湿だと、暑邪は陽邪で湿を挟みやすいため、暑湿の邪気として脾の働きを妨げ、暑邪感冒を発病する。暑邪が侵襲し、体表を犯すため発熱、無汗がみられる。暑邪の影響で清陽（せいよう）が昇らないため、めまいや頭痛が起こる。湿邪が筋肉を犯すため、身体が重くだるい。湿邪が中焦（ちゅうしょう）を阻滞するため、気機を障害し脾胃の昇降作用が失調して、胸悶、吐き気、食欲不振、ひどい場合には嘔吐や下痢を発症する。

4. 時邪（じじゃ）邪気の感受

時邪疫毒は肺・胃の二経を犯す。疫毒の邪気は性質が激烈で、伝変しやすいため、発病が急である。疫毒の邪が肺衛を犯し、体表に鬱滞するため、初期は発熱、悪寒、筋肉の痠痛がある。疫毒が上部を犯すため、目赤（め あか）（白目が赤い）、のどの赤みがみられる。邪毒が胃を犯すと胃気が上逆（じょうぎゃく）し、吐き気、嘔吐などがみられる。

小児の肺は嬌臓（きょうぞう）（ひ弱な臓器）であるため、邪気を感受すると、宣発・粛降作用を失調し、気機が不利になって津液を敷布（ふふ）できなくなる。すると内生した痰が気道を塞ぎ、咳嗽が悪化したり、のどに痰鳴が出現したり、また感冒に痰を挟むこともある。

小児は脾気がつねに不足しているので、邪気を感受した後、脾が運化作用を失

調する。その時、飲食不節があると乳食が停滞して中焦を阻滞し、脘腹の脹満や食欲不振、嘔吐・下痢などを伴い、これは感冒に食滞（飲食物が胃腸に停滞する）を挟んでいる状態である。小児は神気が虚弱で肝気が未発達なため、邪気を感受した後、心・肝に熱が入り、心神不安、睡眠が不安定、驚惕（驚き）、抽風など感冒に驚を挟む状態になる。

弁証論治

　弁証では、風寒・風熱・暑湿と、表裏・虚実を重視する。発病の季節や流行の特徴からみると、冬から春にかけては、風寒感冒・風熱感冒が多い。夏季は暑湿感冒が多い。発病に流行性がある場合は、時邪感冒である。

　全身や局部の症状からみると、悪寒、無汗、鼻水、のどは赤くない、舌質淡・舌苔薄白は風寒の証候である。発熱、悪風、発汗、鼻汁、鼻づまり、のどの赤み、舌苔薄黄は風熱の証候である。暑邪感冒は高熱で、無汗か微汗、口渇、イライラなどの暑熱偏盛の証候がある。胸悶、吐き気、身体が重くだるい、食欲不振、消化不良、舌苔膩などは暑湿偏盛の証候である。

　また、時邪感冒は発病が急で、発熱、悪寒、無汗か少汗、煩躁、不安、頭痛、肢体の痠痛など表証が多い。もし吐き気、嘔吐、腹脹、腹痛、大便不調、顔色や目が赤いなどがあれば裏証である。

　感冒は外感疾病で、病が体表・肺衛にあれば**表証・実証**である。感冒をくり返し、体質が虚弱で発汗しやすく、畏寒がある場合は**虚実夾雑証**が多い。

　感冒の兼証は軽重にかかわらず、その兼証と感冒は関係が深く、感冒が軽減すると兼証も軽減する。もし、感冒が軽減しても兼証が悪化する場合は、ほかの病証がないか注意が必要である。

　感冒の治療は**疏風解表**を基本原則として行う。兼証を治療する場合は解表を基礎にして、佐として化痰、消導、鎮驚（驚きを鎮める）などに分類して治療する。

○ 主証

1. 風寒感冒

　症状：悪寒、発熱、無汗。頭痛、水のような鼻水、くしゃみ、咳嗽、のどは赤くない。舌質淡紅・舌苔薄白、脈浮緊・指紋浮紅。

　証候分析：本証は悪寒、無汗、水のような鼻水、のどは赤くない、脈浮緊・指

紋浮紅などが特徴である。表寒証が重い場合、悪寒、無汗、重濁な咳声がある。小児はもともと純陽の体質で、さらに風寒の邪気を感受したり、外寒内熱の夾雑証になったりすると、悪寒、頭痛、身体が痛い、鼻水、顔色が赤い、唇紅、口が乾燥して渇く、咽紅、舌質紅・舌苔薄などの外寒裏熱証がみられる。小児の風寒感冒は、邪気が旺盛で正気も充実していて、正邪の交争が激烈で熱化しやすいため、熱証へと転化することがある。

治法：辛温解表

方薬：荊防敗毒散（けいぼうはいどくさん）『摂生衆妙方』加減

　　　荊芥・防風・羌活・独活・柴胡・前胡・川芎・桔梗・枳殻・茯苓各4.5g、甘草1.5g

方意：処方中、荊芥・防風・羌活は解表散寒に、前胡は宣肺化痰に、桔梗は宣肺利咽に、甘草は清熱解毒とともに諸薬の調和に働く。

　　　頭痛がひどい場合は、葛根・白芷を加えて散寒止痛の効能を強める。悪寒・無汗がひどい場合は、桂枝・麻黄を加えて解表散寒の効能を強める。咳声が重濁している場合は、白前・紫菀を加えて宣肺止咳の効能を強める。痰が多い場合は、半夏・陳皮を加えて燥湿化痰の効能を強める。嘔吐がある場合は、半夏・生姜・竹筎を加えて降逆止嘔の効能を高める。消化不良・舌苔白膩がある場合は甘草を取り除き、厚朴を加えて和胃消脹の効能を強める。外寒裏熱証の場合は、黄芩・石膏・板藍根等の清熱瀉火の効能をもつ中薬を加える。

2. 風熱感冒

症状：発熱の症状が重い、悪風、発汗（汗が多い）。頭痛、鼻づまり、鼻水、くしゃみ、咳嗽、痰粘稠で白か黄色、のどは赤く腫れて痛みがある、口の乾き、口渇。舌質紅・舌苔薄黄、脈浮数・指紋浮紫。

証候分析：本証は発熱が重い、鼻づまり、鼻汁、咳嗽、痰は粘稠、のどが赤く腫れて痛む、舌質紅・舌苔薄黄、脈浮数・指紋浮紫などの特徴をもつ。表熱が重症だと高熱・咳嗽がひどい、痰が黄色く粘稠、のどが赤く腫れて痛いなどの症状が現れる。咽部が赤く腫れているかどうかが、本証と風寒感冒の鑑別の要点となる。

治法：辛涼解表

方薬：銀翹散『温病条弁』加減
　　　金銀花・連翹各 30g、薄荷・桔梗・牛蒡子各 18g、甘草・淡豆豉各 15g、荊芥穂・竹葉各 12g

方意：処方中、金銀花・連翹・淡豆豉は解表清熱、薄荷・桔梗・牛蒡子は疏風散熱・宣肺利咽に働く。荊芥は辛温透表の効能をもち、辛涼薬の疏表散邪を助ける。竹葉は清熱生津除煩の効能をもつ。

　　　高熱がひどい場合は、山梔子・黄芩・大青葉を加え清熱の効果を強める。咳嗽がひどく、痰が黄色で粘稠な場合は、桑葉・瓜蔞皮、黛蛤散（青黛・海蛤殻）を加え宣肺止咳祛痰の効能を強める。のどが赤く腫れて痛む場合は、蝉退・蒲公英・玄参を加え清熱利咽の効能を高める。便秘の場合は、枳実・生大黄を加え通腑泄熱の効能を強める。

3. 暑邪感冒

症状：発熱、無汗か発汗するが解熱しない。めまい、頭痛、鼻づまり、身体が重く倦怠感がある、胸悶、吐き気、口渇、イライラ、食欲不振、嘔吐、下痢、排尿量が少なく濃い。舌質紅・舌苔黄膩、脈数・指紋紫滞。

証候分析：本証は夏季に発病し、発熱、頭痛、身体が重く倦怠感がある、食欲不振、舌質紅・舌苔黄膩などの特徴をもつ。熱に偏っている場合は、高熱、微汗、めまい、頭痛、口渇、イライラ、排尿量が少なく濃いなどの症状がみられる。湿に偏っている場合は、発熱、発汗か汗は出るが解熱しない、身体が重く倦怠感がある、胸悶、吐き気、食欲不振、嘔吐、下痢などの症状がみられる。

治法：清暑解表

方薬：新加香薷飲『温病条弁』加減
　　　香薷・厚朴・連翹各 6g、鮮扁豆花・金銀花各 9g

方意：処方中、香薷は発汗解表化湿、金銀花・連翹は清熱解暑、厚朴は行気和中・理気除痞、鮮扁豆花は健脾和中・利湿消暑に働く。

　　　熱に偏っている場合は、黄連・山梔子を加え清熱の効能を強める。湿に偏っている場合は、鶏蘇散（滑石、生甘草、薄荷）、佩蘭・藿香を加え祛暑利湿の効能を強める。嘔吐がある場合は、半夏・竹茹を加え降逆止嘔の効能を強める。下痢がある場合は、葛根・黄芩・黄連・蒼朮を加え清腸化湿の効能を強める。

4. 時邪感冒

症状：発病が急、全身症状が重い、高熱、悪寒、無汗か発汗するが解熱しない。頭痛、イライラ、目赤、のどが赤い、筋肉の痠痛、腹痛、吐き気、嘔吐。舌質紅・舌苔黄、脈数。

証候分析：本証は発病が急で、肺経の症状は軽いが、全身の症状が重い。発熱、悪寒、無汗か発汗するが解熱しない、目赤、のどが赤い、全身の筋肉の痠痛、舌質紅・舌苔黄などの特徴をもつ。表証が重い場合、高熱、無汗か発汗するが解熱しない、頭痛、筋肉の痠痛がみられ、裏証が重い場合は目赤、腹痛、吐き気、嘔吐などの症状がみられる。

治法：清熱解毒

方薬：銀翹散(ぎんぎょうさん)『温病条弁』合普済消毒飲(ふさいしょうどくいん)『景岳全書』加減

　　銀翹散：金銀花・連翹各30g、薄荷・桔梗・牛蒡子各18g、
　　　　　　甘草・淡豆豉各15g、荊芥穂・竹葉各12g

　　普済消毒飲：黄芩・黄連各15g、陳皮・甘草・玄参・柴胡・桔梗各6g、
　　　　　　　　連翹・板藍根・馬勃・牛蒡子・薄荷各3g、僵蚕・升麻各2g

方意：処方中、金銀花・連翹は清熱解毒、荊芥穂は解表祛邪、淡豆豉・黄芩は清肺泄熱、桔梗・牛蒡子は宣肺利咽、薄荷は辛涼発散に働く。

高熱が出た場合は、柴胡・葛根を加え解表清熱の効能を高める。吐き気・嘔吐がある場合は、竹筎・黄連を加え降逆止嘔の効能を高める。

○ 兼証

1. 夾痰証(きょうたん)

症状：感冒の症状に加え咳嗽が悪化し、痰が多く、喉間痰鳴(こうかんたんめい)（呼吸が促迫し、呼吸時にのどにごろごろと痰の音がする）を伴う。

証候分析：本証は咳嗽が悪化し、痰が多く、喉間痰鳴などの痰飲の症状を挟んでいるのが特徴である。風寒夾痰の場合は、痰が白で稀薄、悪寒、無汗、発熱、頭痛、舌質淡紅・舌苔薄白、脈浮緊・指紋浮紅などの症状がみられる。風熱夾痰の場合は、痰が白か黄色で粘稠、発熱、悪風、少量の発汗、口渇、舌質紅・舌苔薄黄、脈薄数・指紋浮紫などの症状がみられる。

治法：風寒夾痰証：辛温解表、宣肺化痰
　　　風熱夾痰証：辛涼解表、清肺化痰

方薬：風寒夾痰証：三拗湯『太平恵民和剤局方』、二陳湯『太平恵民和剤局方』
　　　風熱夾痰証：桑菊飲『温病条弁』加減

　　三拗湯：麻黄・杏仁・甘草各30g、生姜適量
　　二陳湯：半夏・陳皮各15g、茯苓9g、炙甘草4.5g
　　桑菊飲：桑葉7.5g、桔梗・杏仁・芦根各6g、連翹5g、菊花3g、
　　　　　　薄荷・甘草各2.5g

方意：本証は疏風解表を基礎として、風寒夾痰証には三拗湯、二陳湯を使用し、麻黄・杏仁・半夏・陳皮などで宣肺化痰をはかる。
　　　風熱夾痰証には桑菊飲を使用し、桑葉・菊花、さらに瓜蔞皮・浙貝母などを用いて清肺化痰の効能を強める。

2. 夾滞証

症状：感冒の症状に加え脘腹脹満、食欲不振、嘔吐酸腐、口臭、大便の不敗臭、腹痛、下痢か便秘、尿が黄色く濃い。舌苔厚膩、脈滑。

証候分析：本証は脘腹脹満、食欲不振、大便不調、舌苔厚膩、脈滑などの飲食停滞の症状を挟んでいるのが特徴である。中焦に食滞があると脘腹脹満、食欲不振、嘔吐、下痢などの症状がみられる。食積が腐蝕し濁気が上昇すると口臭、大便腐臭がみられる。

治法：解表、消食導滞

方薬：保和丸『丹渓心法』加減

　　山楂子180g、半夏・茯苓各90g、神曲60g、陳皮・連翹・莱菔子各30g

方意：本証は疏風解表を基礎にして、保和丸加減を服用する。山楂子は肉の食積、神曲・莱菔子は消食化積、半夏・茯苓・陳皮は祛湿理気・導滞消積の効能をもつ。
　　　便秘、尿が黄色く濃い、壮熱、口渇がある場合は大黄・枳実を加え、通腑泄熱、表裏双解をはかる。

3. 夾驚証

症状：感冒の症状に加え驚惕哭闐（驚悸・泣き叫ぶ）、睡眠が不安定、抽風（痙攣）を起こす。舌質紅、脈浮弦。

証候分析：本証は驚惕哭闐、睡眠が不安定、抽風などの症状を挟む特徴をもつ。心肝熱の症状が重いため舌質紅、脈浮がみられる。

治法：解表、清熱鎮驚

方薬：鎮驚丸『医宗金鑑』加減

  茯神・麦門冬・胆南星・釣藤鈎・天竺黄各 15g、

  朱砂・遠志・石菖蒲・酸棗仁・黄連・犀角各 9g、牛黄 4.5g、

  珍珠・生甘草各 6g

方意：本証は疏風解表を基礎として、鎮驚丸加減を使用する。僵蚕・蝉退を加えて清熱鎮驚をはかる。

  その他、小児回春丹（川貝母・天竺黄・僵蚕・牛黄・麝香・胆南星・釣藤鈎・雄黄・天麻・甘草・朱砂・竜脳・羌活・防風・全蝎・白附子・蛇含石）や小児金丹片（朱砂・橘紅・川貝母・胆南星・前胡・玄参・清半夏・大青葉・木通・桔梗・荊芥穂・羌活・西河柳・枳殻・地黄・赤芍・釣藤鈎・葛根・牛蒡子・天麻・甘草・防風・冰片・水牛角粉・羚羊角粉・薄荷脳）を使用する。

2 咳嗽

定義

咳嗽(がいそう)は小児によくみられる肺系病証の一つである。有音で無痰のものを「咳」、有痰で無音のものを「嗽」と呼ぶ。本病は現代医学の気管炎・気管支炎に当たる。1年を通して発病しやすいが、冬と春の発病率が高い。何歳でも発病するが、特に幼児に最も多くみられる。小児咳嗽は外感と内傷にわけられ、臨床では外感咳嗽のほうが内傷咳嗽よりも多い。

小児期は、多くの外感・内傷疾病や伝染病において咳嗽がみられるが、咳嗽が突出した主証でない場合は、本病証には属さない。

病因病機

小児咳嗽が発症する原因は、主に**外邪**を感受することで、中でも**風邪**(ふうじゃ)が中心となる。咳嗽の病因は主に外感によって引き起こされる。また、**肺脾虚弱**が本病の主な内因である。

咳嗽の病変部位は**肺**で、よく**脾**に影響する。病理機序は**肺失宣粛**である。肺は「**嬌臓**(きょうぞう)」(ひ弱な臓器)で、その性質は宣発・粛降を主り、咽喉に連なって、鼻に開竅し、皮毛に合し、一身の気と呼吸を主る。外邪は口鼻や皮毛から肺に侵入し、肺気が宣発・粛降できなくなると咳嗽を発症する。また小児は脾気がつねに不足しており、**脾虚**では痰が生成しやすく肺に溜まったり、または咳嗽が長期間治癒しないと正気を消耗したりして、内傷咳嗽へと病状が変化する。

1. 感受外邪

外邪の中では主に**風邪**(ふうじゃ)の感受が多い。風邪はまず肺衛を犯して肺に侵入して、肺絡(はいらく)(肺の絡脈)を壅阻(ようそ)(塞ぐこと)すると、気機が不暢となり粛降作用が失調、肺気が上逆(じょうぎゃく)して咳嗽を発症する。「風は百病の長」といわれ、ほかの外邪は主に風邪が先導して身体に侵入することで発病する。風に寒邪を挟み、風寒邪が肺を犯して、肺気失宣となると、咳嗽が頻繁に起こる、のどの痒み、声が重濁(じゅうだく)、痰が白で稀薄

などがみられる。風に熱邪を挟み、風熱犯肺、肺失清粛となると、咳嗽後にすっきりしない、痰は黄色で粘稠などの症状がある。

2. 痰熱蘊肺(たんねつうんぱい)

　小児は肺・脾が虚弱で、津液を気化できず、痰ができやすい。もともと食積が熱化しやすかったり、心肝に火熱があったり、外感の邪熱が停留すると痰ができる。痰と熱が結びついて気道を阻滞し、肺の粛降作用が失調すると、咳嗽、痰が多い、痰は黄色で粘稠、痰を吐き出しにくいなどの症状が現れる。

3. 痰湿蘊肺(たんしつうんぱい)

　小児は脾気がつねに不足しており、乳食・なま物・冷たい物により脾を傷めると、脾の運化作用が失調する。そのため水湿を津液に化生できず、水穀(すいこく)を精微に化生できず痰濁(たんだく)となって肺に貯められる。また肺は嬌臓で津液を敷布できないと、痰が気道を阻塞して宣発・粛降作用が失調し、気機が不暢となって、咳嗽、稀薄で白い痰が多いなどの症状がみられる。

4. 肺気虧虚(ききょ)

　虧虚(ききょ)は虧損すること。先天が不足していたり、もともと虚弱体質だったり、外感咳嗽が長引いて正気を消耗したりすると、肺気や脾気が消耗する。すると運化作用が失調して津液を輸布(ゆふ)(運んで分散する)できず、痰が内生して、肺絡に蘊滞し、咳が長引いて止まらない、無力感、稀薄で白い痰などの症状が現れる。

5. 肺陰虧虚

　小児の肺は嬌臓である。外感で咳嗽が長引き、正虚邪恋(せいきょじゃれん)(正気が衰弱して邪気を追い出しきれない)で、熱邪が肺の津液を消耗し、陰虚による内熱が肺絡を傷めたり、陰虚によって内燥(ないそう)となると、咳が止まらない、空咳、無痰、声枯れなどの症状が現れる。

　小児咳嗽の病因は多様だが、発病機序は主に、**肺を傷めて宣発・粛降作用を失調するために起こる**。外感咳嗽は肺から起こり、内傷咳嗽は肺病が長引いたり、他臓の病気が肺に影響して起こる。

弁証論治

　本病の弁証においては、明らかに病位は肺で**八綱弁証**が主となる。

　外感咳嗽は発病が急、咳声が大きくて高い、発病期間が短いなどの特徴がみられ、**表証**を伴い、多くは**実証**に属する。内傷咳嗽は発病が緩慢、咳声は低い、発病期間が長いなどの特徴があり、さまざまな**裏証**を兼ねたり、実証から**虚証**に転化したり、虚証に実を挟んだりする証候変化が起きやすい。

　咳嗽、痰が白く稀薄、のどは赤くない、舌質淡紅・舌苔薄白か白膩の場合は、**寒証**に属する。咳嗽、痰は黄色で粘稠、のどが赤い、舌質紅・舌苔黄膩か舌苔少の場合は、**熱証**に属する。

　外感咳嗽の**治療原則は疏散外邪・宣通肺気**で、寒証では**散寒宣肺**、熱証では**解熱宣肺**を行う。外感咳嗽は一般的に邪気が旺盛で、正気がまだ消耗していないため、治療では**滋陰・収渋・鎮咳薬**は邪気を留滞させるので、早い段階では使わない。

　内傷咳嗽の治療では病位・病性を弁別し、証に従って治療を行う。痰が旺盛な場合、痰熱か痰湿かを見きわめ、痰熱であれば**清肺化痰**、痰湿なら**燥湿化痰**を施す。気陰両虚証では、気虚・陰虚のどちらに偏っているかを見きわめ、**健脾補肺・益気化痰**や**養陰潤肺・清余熱**などを行う。本病は、湯薬だけでなく、中成薬治療も薦められる。

○ 外感咳嗽

1. 風寒咳嗽

　症状：咳嗽頻繁、声が重い、のどの痒み、痰が白く稀薄、鼻水、鼻づまり、悪寒、無汗、発熱、頭痛、全身の痠痛。舌苔薄白、脈浮緊・指紋浮紅。

　証候分析：本証は発病が急、咳嗽が頻繁に起こる、声が重い、のどの痒み、痰が白く稀薄などの特徴がある。小児の風寒咳嗽は熱証に転化しやすい。風寒夾熱に変化した場合、声枯れ、悪寒、鼻づまり、咽紅、口渇などの症状がみられる。また風熱証に変化した場合、咳嗽、痰黄、口渇、咽痛、鼻水などがみられる。

　治法：疏風散寒、宣肺止咳
　方薬：金沸草散『南陽活人書』加減

金沸草（旋覆花）・前胡各 90g、荊芥 120g、赤芍 60g、
半夏・細辛・炙甘草各 30g、生姜 5 片、大棗 1 個

方意：処方中、金沸草は袪風化痰止咳、前胡・荊芥は解散風寒、細辛は温経発散、生姜・半夏は散寒燥湿化痰に働く。

　　　寒邪に偏っている場合は、炙麻黄を加え辛温宣肺の効能を強める。咳が悪化した場合は、杏仁・桔梗・枇杷葉を加え宣肺止咳の効能を強める。痰が多い場合は、陳皮・茯苓を加え化痰理気の効能を強める。風寒夾熱証では杏蘇散（蘇葉・橘皮・苦桔梗・杏仁・半夏・茯苓・前胡・甘草・生姜・大棗）を使用し、大青葉・黄芩を加えて清肺熱の効能を強める。

2. 風熱咳嗽

症状：痰が絡んで咳嗽がすっきりしない、痰が黄色く粘稠で吐出しづらい、口渇、のどの痛み、鼻水、発熱、悪寒、頭痛、微汗。舌質紅・舌苔薄黄、脈浮数・指紋浮紫。

証候分析：本証は痰が絡んで咳嗽がすっきりしない、痰が黄色く粘稠などの特徴がある。肺熱が重い場合、痰が黄色く粘稠で吐出しづらい、口渇、のどの疼痛などの症状がみられる。風熱邪が表を犯す場合は、発熱、頭痛、悪寒、微汗などの症状がみられる。風熱表証に偏っている場合は、発熱、鼻水、舌質紅・舌苔薄黄、脈浮数・指紋浮紫などの症状がみられる。風熱に湿邪を挟む場合は、咳嗽、痰が多い、胸悶、発汗、舌苔黄膩、脈濡数などの症状がみられる。

治法：疏風解熱、宣肺止咳

方薬：桑菊飲『温病条弁』加減

　　　桑葉 7.5g、菊花 3g、桔梗・杏仁・芦根各 6g、連翹 5g、薄荷・甘草各 2.5g

方意：処方中、桑葉・菊花は疏散風熱、薄荷・連翹は辛涼透邪・清熱解表、杏仁・桔梗は宣肺止咳、芦根は清熱生津、甘草は調和諸薬に働く。

　　　肺熱に偏っている場合は、金銀花・黄芩を加え清宣肺熱の効能を強める。咽紅腫痛の場合は、牛膝・玄参を加え利咽消腫の効能を強める。咳がひどい場合は、枇杷葉・前胡を加え、清肺止咳の効能を強める。痰が多い場合は、浙貝母・瓜蔞皮を加え化痰止咳の効能を強める。風熱に湿邪を挟む場合は薏苡仁・半夏・橘皮を加え、宣肺燥湿の効能を強める。

○ 内傷咳嗽

1. 痰熱咳嗽

症状：咳嗽、痰が多く黄色く粘稠で吐出しづらい、喉間痰鳴、発熱、口渴、煩躁、尿量少・黄色、便秘。舌質紅・舌苔黄膩、脈滑数・指紋紫。

証候分析：本証は咳嗽、痰が多くて黄色く粘稠で吐き出しづらいという特徴がある。熱邪に偏っている場合は、発熱、口渴、煩躁、尿が少なく黄色、便秘などの症状がみられる。痰が非常に多い場合は、喉間痰鳴、舌苔黄膩、脈滑数などの症状がみられる。

治法：清肺化痰止咳

方薬：清金化痰湯『「雑病広要」引「統旨方」』加減

桑白皮・知母・瓜蔞各 15g、黄芩・山梔子各 12g、

貝母・桔梗・麦門冬・橘紅・茯苓各 9g、甘草 3g

方意：処方中、桑白皮・知母は清熱粛肺止咳、黄芩・山梔子は清泄肺熱、桔梗・貝母・橘紅は止咳化痰、茯苓は祛湿健脾化痰、麦門冬・甘草は潤肺止咳に働く。

痰が多くて黄色く粘稠で吐き出しづらい場合は、瓜蔞皮・胆南星・葶藶子を加え、清肺化痰の効能を強める。咳がひどく胸脇に疼痛がある場合は、鬱金・青皮を加え理気通絡の効能を高める。イライラ・口渴がある場合は、石膏・竹葉を加え清心除煩の効能を強める。便秘がある場合は、瓜蔞仁・制大黄を加え潤腸通便の効能を高める。

2. 痰湿咳嗽

症状：咳嗽重濁、痰多・白色で稀薄、喉間痰鳴、胸痞（きょうひ）、食欲不振、疲労感。舌質淡紅・舌苔白膩、脈滑。

証候分析：本証は稀薄で白い痰が多いことが特徴である。湿邪が旺盛であれば、胸の痞え、疲労感の症状がみられる。湿濁困脾（しつだくこんぴ）（湿濁によって脾の働きが阻滞する）が重い場合は、食欲不振の症状がみられる。

治法：燥湿化痰止咳

方薬：二陳湯（にちんとう）『太平恵民和剤局方』合三子養親湯（さんしようしんとう）『韓氏医通』加減

二陳湯：半夏・陳皮各 15g、茯苓 9g、炙甘草 4.5g

三子養親湯：紫蘇子・白芥子・莱菔子各 9g

方意：処方中、陳皮・半夏・茯苓は燥湿化痰、甘草は和中、紫蘇子・莱菔子・

白芥子は理気化痰に働く。

湿邪が旺盛の場合は、蒼朮・厚朴を加え燥湿健脾・寛胸行気の効能を高める。咳嗽がひどい場合は、款冬花・百部(ひゃくぶ)・枇杷葉を加え宣肺化痰の効能を高める。食欲不振には、神曲・麦芽・焦山楂を加え醒脾消食の効能を高める。

3. 気虚咳嗽

症状：咳嗽の音に力がない、稀薄な白い痰、顔色蒼白、息切れ、懶言(らいげん)(話をしたがらない)、話し声が低い、自汗(じかん)、畏寒。舌質淡嫩・舌辺に歯痕(しこん)、脈細無力。

証候分析：本証は咳が長引き、主に痰湿咳嗽から転化したものが多い。咳嗽の音に力がない、稀薄で白い痰が特徴である。肺気虚に偏っている場合、息切れ、話をしたがらない、話し声が低い、自汗、畏寒の症状がみられる。脾気虚に偏っている場合、顔色蒼白、稀薄な白い痰、食欲不振、舌辺に歯痕などの症状がみられる。

治法：健脾補肺、益気化痰

方薬：六君子湯(りっくんしとう)『世医得効方』加味

人参・白朮・茯苓各9g、甘草6g、陳皮3g、半夏4.5g、生姜3枚、大棗2個

方意：処方中、人参は健脾益気に、白朮・茯苓は健脾化湿に、陳皮・半夏は燥湿化痰に働き、甘草は諸薬を調和する。百部・炙紫菀を加え、宣肺止咳の効能を強める。

気虚が重い場合は、黄耆・黄精を加え益気補虚の効能を高める。咳がひどい場合は、杏仁・川貝母・炙枇杷葉を加え化痰止咳の効能を強める。食欲不振がみられる場合は、焦山楂・焦神曲を加え和胃消食の効能を高める。

4. 陰虚咳嗽

症状：空咳、無痰か痰が少なく粘稠で吐出しづらい、痰の中に血が混じる、口渇、口の乾き・痒み、声枯れ、午後の潮熱(ちょうねつ)、五心煩熱(ごしんはんねつ)。舌質紅・舌苔少、脈細数。

証候分析：本証は空咳、無痰、のどの痒み、声枯れが特徴で、痰熱咳嗽から転化にして発病することが多い。陰虚が重い場合は、午後潮熱、五心

煩熱、舌質紅、脈細数などがみられる。熱により肺絡を傷めた場合は痰に血が混じる。陰津が耗傷した場合は、口渇・口の乾きがみられる。

治法：養陰潤肺、兼清余熱

方薬：沙参麦門冬湯『温病条弁』加減

　　　沙参・麦門冬各 9g、玉竹 6g、天花粉・桑葉・生扁豆各 4.5g、生甘草 3g

方意：処方中、沙参は清肺火・養肺陰に、麦門冬・玉竹は清熱潤燥に、天花粉・甘草は生津保肺に、生扁豆・生甘草は和養胃気に、桑葉は清宣肺燥に働く。桑白皮・炙款冬花・炙枇杷葉を加え、宣粛肺気の効能を強めるとよい。

陰虚が重い場合は、地骨皮・石斛・阿膠を加え養陰清熱の効能を高める。咳嗽がひどい場合は、炙紫菀・川貝母・炙枇杷葉を加え潤肺止咳の効能を強める。咳がひどく痰に血を含む場合は、仙鶴草・茅根・藕節炭を加え清肺止血の効能を強める。

3 肺炎喘嗽

定義

　肺炎喘嗽とは、小児期の肺経疾病の一つで、発熱、咳嗽、痰多、息切れ、鼻づまりなどの症状がよくみられる。臨床では、ひどい場合は張口抬肩（口を大きく開けて肩を上げて呼吸すること）、呼吸困難、顔面蒼白、口唇青紫などの症状がみられる。
　本疾病は現代医学の小児肺炎に相当する。肺炎喘嗽という病名は、謝玉瓊の『麻科活人全書』で、麻疹の過程で咳嗽・喘息・鼻翼煽動など肺気閉塞証の証候が現れることから命名された。1年を通して発病し、中でも冬から春にかけて最も発病率が高い。新生児から幼児の間で発病しやすく、年齢が低くなるに従って発病率が上がり、病状も悪化しやすくなる。

病因病機

　本病の外因は**風邪**を感受したり、ほかの疾病から伝変したりして発病する。内因は小児の**形気未充**（p.17参照）で、**肺臓は嬌嫩で、衛外**（体表を守る）**が不固**（固摂不能）となり発症する。小児が風邪を外感すると、外邪が口鼻や皮毛から侵入して肺衛を犯し、肺の宣発・粛降作用を失調させ、清粛処理が追いつかなくなる。すると邪気が肺を犯して、宣発作用を阻滞させて熱化し、津液が熱で蒸されて痰となって気道を阻害し、粛降作用も失調するため、咳嗽・気喘・痰鳴・鼻翼煽動・発熱などの肺気閉塞の証候が現れ、肺炎喘嗽となる。
　肺は気の主で呼吸を主り、外側では皮毛に合し、腠理の開闔（開閉）を主る。一身の気を主り、水道を通調して膀胱に輸送するため、「水の上源」ともいわれる。
　肺の性質としては宣発・粛降を順として、肺閉気鬱を逆としている。**邪気が肺を阻滞して宣発・粛降作用が失調すると、水液の輸送が滞り、凝滞して痰となる。**痰が肺絡に滞り、気道を阻滞すると**肺気上逆**を引き起こし、咳嗽・喘息・喉間痰鳴などが現れる。
　また外邪が裏に入り**熱化**して、熱邪が旺盛になって津液を焼き尽くし痰となる

と、痰と熱が結びつき、気道を塞いで気逆を起こすため、壮熱・煩渇・喘嗽で痰が多い、喉間のヒューヒューという痰鳴音が現れる、などがみられる。

　肺は全身の気の主で百脈が集合するところであるため、邪気が旺盛で**正気が虚弱**だと病状がさらに進行し、肺だけでなく他臓腑にも影響をおよぼす。例えば肺が粛降作用を失調すると、**脾胃の昇降作用**に影響するため、濁気が停滞して**大腸の気**を巡らせられず、腹脹・便秘など腑実（熱・口渇・腫脹・便秘などの、六腑の胃と大腸の実熱証）の証候が現れる。また熱毒の邪気が旺盛で化火となって、厥陰経に内陥すると**肝風**を引き起こすため、神昏・抽搐などの変証がみられる。

　あるいは、肺は気を主り、心は血を主り、肝は血を蔵する。「気は血の帥」で気が巡れば血も巡り、気滞となれば血瘀を生じる。肺気が閉塞して気機が不利になると、血流も不暢となって脈道が渋滞するため、重症の場合は、顔色が蒼白や青紫、爪や唇も紫色、舌質紫暗など**気滞血瘀**の症候がみられる。

　正気が邪気に勝てず、気滞血瘀が悪化して心を養うことができずに、**心気不足**からひどいと**心陽虚衰**となり、すると同時に肝の蔵血作用も失調するため、臨床では呼吸不利、喘息で呼吸が微弱、顔・爪・唇が紺色、脇下の痞塊が増大する、四肢末端の厥冷、皮膚に紫紋など危険な証候がみられる。また、心陽不振や肺気閉塞の際に、速やかに正確な治療を施し病状を好転させないと、すぐさま陽気虚脱を引き起こすこととなる。

　体質虚弱や邪毒が旺盛な場合は、病状が長引いて治癒しづらくなる。さらに長引くと気や陰を消耗するため、次第に肺陰耗傷や肺脾気虚証などになっていくため注意が必要である。

弁証論治

　肺炎喘嗽の基本的な病機は**邪熱閉肺**で、**熱・咳・痰・喘**が肺炎喘嗽の典型的な症状である。発病初期は多くは**表証**だが、表証の期間は短く、早期に裏に入り熱化して、咳嗽・気喘・発熱などが主要な症状となる。

　初期の弁証では、風熱証か風寒証かを見きわめる必要がある。風寒証の場合は悪寒、無汗、稀薄な痰が多いなどがみられ、風熱証の場合は発熱の症状が重い、咳痰が粘稠などの症状がみられる。痰が肺を阻滞し壅塞する場合は、熱と痰どちらに偏っているかを見きわめる必要がある。熱が重い場合は、高熱が引かない、顔色・唇が赤い、煩渇で水を飲みたがる、便秘、尿黄などの症状がみられ、痰が

重い場合は、喉間痰鳴、鶏胸（鳩胸）、呼吸促迫などの症状がみられる。

もし高熱や喘息がひどく、張口抬肩がみられる場合、毒熱閉肺証の重症になる。また、心陽虚衰や邪陥厥陰になると、四肢の冷え、脈微、神昏、抽搐など、邪毒が旺盛で正気が支えられない危険な状態となる。

本病の治療は**開肺化痰・止咳平喘**を主法とする。開肺とは肺気が宣発・粛降機能を回復させることで、呼吸を主る機能が回復すると咳喘は自然に治まる。

痰多壅盛の場合は、まず**降気滌痰**を行う。喘息が重症な場合は、**利気平喘**を行う。気滞血瘀がある場合は、佐として活血化瘀を行う。肺と大腸は表裏関係にあるため、壮熱の場合は瀉下薬を用いて**通腑泄熱**を行う。変証が現れた場合は、温補心陽や開竅熄風など、各証に合わせて治療を施す。病気が長引き肺脾気虚となった場合、**健脾補肺**で扶正を中心に治療する。また陰虚肺燥で余邪（残留した邪気）が滞留した場合、甘寒薬を使い養陰潤肺化痰に清解余邪をはかる。

○ 常証

1. 風寒閉肺証

症状：悪寒、発熱、無汗、咳嗽、呼吸促迫、稀薄で白い痰、口渇はない、咽紅はない。舌質淡紅・舌苔薄白か白膩、脈浮緊・指紋浮紅。

証候分析：本証は発病の初期によくみられ、寒冷の季節に発病しやすく、風寒の邪気が肺を外襲することで発生する。多くは悪寒、発熱、無汗の症状がみられる表寒証である。口渇がない、のどや舌が紅くない、舌苔薄白、脈浮緊・指紋浮赤などの症状が本証の特徴である。小児の病状は何度も変化し、正邪の交争が激しく化熱しやすく、病程は短いため、臨床では風寒化熱への転化に注意する必要がある。

治法：辛温宣肺、化痰止咳

方薬：華蓋散『太平恵民和剤局方』加減

　　　紫蘇子・麻黄・杏仁・陳皮・桑白皮・赤茯苓各30g、炙甘草15g

方意：処方中、麻黄・杏仁は散寒宣肺、紫蘇子・陳皮は化痰平喘の効能をもつ。荊芥・防風を加え解表散寒をはかる。桔梗・白前を加え宣肺止咳をはかる。寒邪が散れば表は解け、肺が開けば喘息は落ち着く。

　　　悪寒があり身体の痛みがひどい場合は、桂皮・白芷を加え温散表寒の効能を強める。痰が多い、舌苔白膩の場合は、半夏・莱菔子を加えて化痰止咳の効能を強める。寒邪が外表を犯して内に鬱熱があると、咳嗽、白

い痰、発熱、口渇、顔色赤、イライラ、舌苔白、脈数などの症状がみられ、この場合は、大青竜湯（麻黄・石膏・桂枝・杏仁・炙甘草・生姜・大棗）により表裏双解をはかる。

2. 風熱閉肺証

症状：初期の症候は軽い。発熱、悪風、咳嗽、呼吸促迫、痰が多く粘稠で黄色、口渇、のどが赤い。舌質紅・舌苔薄白か黄、脈浮数。

重症になると高熱、煩躁、咳嗽、微喘、呼吸促迫、鼻翼煽動、喉間痰鳴、顔色紅赤、大便乾燥、尿黄などが現れる。舌質紅・舌苔黄、脈滑数・指紋紫滞。

証候分析：本証は風熱犯肺によるか、あるいは外感風寒証から転化して発病する。発熱の症状が重く、ほかにも熱証の症状が顕著で、発熱、悪風、のどが赤い、口渇、舌質紅・舌苔黄などがみられる。軽症と重症は程度に違いがあり、臨床での弁証は必要不可欠である。軽症では発熱、咳嗽、痰が多いなどの症状がみられ、重症では高熱、煩躁、激しい咳嗽、呼吸促迫、鼻翼煽動などの症状がみられる。

治法：辛涼宣肺、清熱化痰

方薬：銀翹散『温病条弁』合麻杏甘石湯『傷寒論』加減

　　　銀翹散：金銀花・連翹各30g、薄荷・桔梗・牛蒡子各18g、
　　　　　　　甘草・淡豆豉各15g、荊芥穂・竹葉各12g

　　　麻杏甘石湯：麻黄・甘草各1.2g、杏仁6g、石膏12g

方意：処方中、麻黄・杏仁・石膏・甘草は宣肺清熱に、金銀花・連翹・薄荷は解表清熱に、桔梗は宣肺止咳に働く。

発熱、頭痛、咽痛がある場合は、牛蒡子・蝉退・板藍根を加え清熱利咽の効能を強める。激しい咳嗽があり痰が多い場合は、瓜蔞皮・浙貝母・天竺黄を加え精化熱痰の効能を強める。熱の症状が重い場合は、黄芩・山梔子・魚腥草を加え清肺泄熱の効能を強める。

3. 痰熱閉肺証

症状：発熱、煩躁、咳嗽、喘息、呼吸困難、呼吸促迫、鼻翼煽動、喉間痰鳴、口唇紫紺、顔色赤、口渇、胸痞、脹満、痰涎（痰とよだれ）。舌質紅・舌苔黄、脈象弦滑。

証候分析：本証は主に肺炎喘嗽の中期にみられ、痰・熱が両方ともに強く肺を鬱閉するため、痰・熱両方の症状がみられる。臨床では発熱、咳嗽、痰、呼吸促迫、鼻翼煽動などの症状が本証の特徴である。ひどいと肺気が閉塞して気滞血瘀となるため、口唇が紫紺、鶏胸（鳩胸）、呼吸促迫、痰多（痰涎が湧いてくる）、イライラなど危急の症状が現れるため、邪盛正虚で変証が起きないよう、救急治療が必要になる。

治法：清熱滌痰、開肺定喘

方薬：五虎湯（ご こ とう）『証治滙補』合葶藶大棗瀉肺湯（ていれきたいそうしゃはいとう）『金匱要略』加減

　　　五虎湯：麻黄 15g、石膏 25g、杏仁 10g、甘草 5g、細茶 1 握り、
　　　　　　　桑白皮 7.5g

　　　葶藶大棗瀉肺湯：葶藶子 1 丸（15g、煮詰めて泥状につぶして丸くする）、
　　　　　　　　　　　大棗 12 個

方意：処方中、麻黄・杏仁は宣肺止咳に、石膏・甘草は清肺泄熱に、桑白皮・葶藶子は瀉肺滌痰に、細茶は粛肺化痰に働く。

　　　熱がひどい場合は、山梔子・虎杖を加え清泄肺熱の効能を高める。熱盛便秘・痰壅喘急の場合は、生大黄を加えるか牛黄奪命散を用いて滌痰瀉火をはかる。痰盛の場合は、浙貝母・天竺黄・鮮竹瀝を加え清化痰熱をはかる。喘促（ぜんそく）で顔色・唇が青紫の場合は、紫丹参・赤芍を加え活血化痰の効能を高める。

4. 毒熱閉肺証

症状：高熱が長引く、激しい咳嗽、呼吸促迫、鼻翼煽動、喘息、鼻水・涙がない、鼻孔乾燥、顔色赤、唇赤、イライラ、口渇、尿が濃い、便秘。舌質紅で乾燥・舌苔黄膩、脈滑数。

証候分析：本証は邪気の勢いが旺盛で、毒熱が肺気を内阻（ないそ）（体内に閉阻（へいそ）すること）すると、痰熱閉肺証に発展していく。熱が旺盛で肺気鬱閉になると、高熱が引かない、激しい咳嗽、呼吸促迫、喘息などの症状がみられる。毒熱が陰津を消耗するため鼻水や涙がない、鼻孔乾燥などの症状がみられる。毒熱閉肺証は病状が重篤で、変証を発生しやすい。邪熱化火が内陥したり正気虚で心陽を支えられなくなったりすると、急速に邪陥厥陰（じゃかんけついん）、心陽虚衰などの危証へと転化していく。

治法：清熱解毒、瀉肺開閉

方薬：黄連解毒湯『肘後備急方』合三拗湯『太平恵民和剤局方』加減
　　　黄連解毒湯：黄連・山梔子各9g、黄芩・黄柏各6g
　　　三拗湯：麻黄・杏仁・生甘草各30g、生姜適量
方意：処方中、麻黄・杏仁は宣肺開閉に、黄連・黄芩・黄柏・山梔子・生甘草は清熱解毒に働く。生石膏・知母を加え清解肺熱をはかる。
　　　熱毒が重症の場合は、虎杖・蒲公英・敗醤草を加え清解熱毒の効能を高める。便秘・腹脹がみられる場合は、生大黄・玄明粉を加え通腑泄熱の効能を高める。口や鼻の乾燥、鼻水・涙がない場合は、生地黄・玄参・麦門冬を加え潤肺生津の効能を強める。咳がひどい場合は、前胡・款冬花を加え宣肺止咳の効能を強める。イライラが強い場合は、白芍・釣藤鈎を加え清心寧神の効能を高める。

5. 陰虚肺熱証

症状：病程が長い、微熱、盗汗、空咳、無痰、顔色赤。舌質紅少津・舌苔花剥・舌苔少か無苔、脈細数。

証候分析：本証は病症が長引くことで、陰津が耗傷し、肺熱が清解しきれないもので、痰熱閉肺証で有効な治療効果を得られなかった場合、転化して発症する。主な症状は、病程が長い、空咳、無痰、舌質紅少津などである。臨床では陰の消耗の軽重を判断する必要があり、軽い場合は咳嗽の声が低い、空咳、無痰などの症状がみられ、重い場合は口舌の乾燥、空咳、咯血がみられ、全身症状も伴う。また同時に、余熱（微熱）・余邪の有無も確認する必要があり、有している場合は微熱、潮熱、舌苔黄色などの症状がみられる。

治法：養陰清肺、潤肺止咳
方薬：沙参麦門冬湯『温病条弁』加減
　　　沙参・麦門冬各9g、玉竹6g、天花粉・桑葉・生扁豆各4.5g、生甘草3g
方意：処方中、沙参・麦門冬・玉竹・天花粉は養陰清肺に、桑葉は粛肺潤燥止咳に、生扁豆・生甘草は益気和胃の効能をもつ。
　　　余邪がとどまり、微熱をくり返す場合は、地骨皮・知母・黄芩・鱉甲を加え滋陰退熱の効能を高める。咳が長引く場合は、百部・百合・枇杷葉・訶子を加え斂肺止咳の効能を高める。汗が多い場合は、煅竜骨・煅牡蠣・酸棗仁・五味子を加え斂陰止汗の効能を強める。

6. 肺脾気虚証

症状：微熱が時に高く時に低い、顔色が白く艶がない、動くと汗が出る、咳嗽の音に力がない、消化不良、軟便、疲労、無力感。舌質偏淡・舌苔薄白、脈細無力。

証候分析：本証は肺炎の回復期か虚弱体質の小児に多く、病程は長引きやすい。臨床では咳嗽の音に力がない、動くと汗が出るなどが主な証候である。肺気虚に偏っている場合は、顔色が白く艶がなく、くり返し感冒にかかる。脾気虚に偏っている場合は、消化不良、軟便、疲労、無力感の症状がみられる。

治法：補肺健脾、益気化痰

方薬：人参五味子湯『幼幼集成』加減

人参・茯苓・麦門冬各 3g、炒白朮 4.5g、五味子 1.5g、炙甘草 2.4g

方意：処方中、人参・茯苓・炒白朮・炙甘草は益気健脾・培土生金に、五味子は斂肺止咳に働く。百部・橘紅を加え、止咳化痰をはかる。

咳嗽・痰が多い場合は、五味子を去り、半夏・陳皮・杏仁を加え、化痰止咳をはかる。咳嗽が重い場合は、紫菀・款冬花を加え宣肺止咳をはかる。虚汗が多く、動くとすぐに発汗する場合は、黄耆・竜骨・牡蠣を加え固表止汗の効能を強める。もし発汗して温まらない場合は、桂枝・白芍を加え温衛和営の効能を強める。大便が緩い場合は、山薬・扁豆を加え健脾益気の効能を強める。消化不良には、焦山楂子・焦神曲を加え和胃消食をはかる。

○ 変証

1. 心陽虚衰証

症状：突然顔色蒼白、口唇紫紺、呼吸困難か呼吸が浅く速い、額に汗が浮きでる、四肢不温（四肢が温まらない）か厥冷、煩躁不安か精神疲労、無感情、右脇下の痞塊が増大。舌質やや紫・舌苔薄白、脈細弱数・指紋青紫で命関へ達する。

証候分析：本証は、嬰幼児や、もともと虚弱体質で肺炎喘嗽にかかる、つまり邪盛正虚の小児の病状が重篤になった場合である。邪毒が旺盛なため、もともと不足している心陽を損傷し、肺気が宣粛失調して血滞から絡脈瘀阻となったものである。臨床では突然顔面蒼白となる、

口唇紫紺、身体・四肢が冷える、右脇下の痞塊が増大、脈細弱疾数などが弁証の要点である。疾脈は一息七、八至とされる脈。

治法：温補心陽、救逆固脱
方薬：参附竜牡救逆湯（経験方）加減

人参・附子・竜骨・牡蠣・白芍・炙甘草 各等分

方意：処方中、人参は大補元気、附子は回陽救逆、竜骨・牡蠣は潜陽斂陰、白芍・甘草は和営護陰に働く。

気陽虚衰の場合は、独参湯か参附湯を救急で少量頓服する。また参附注射液（紅参・黒附片）を静脈注射する方法も行われている。気陰両虚の場合は、服薬のほかに生脈注射液（紅参・麦門冬・五味子）を静脈注射し、益気養陰救逆をはかる。顔色蒼白や青、唇・舌が紫、右脇下部の痞塊など血瘀の症状がみられる場合は、紅花・丹参などの活血化瘀薬を加え血行通暢を助ける。本証は病状が重く危険なため、中西医結合治療を行う。

2. 邪陥厥陰証

症状：壮熱、イライラ、意識不明、譫語、四肢抽搐、口噤項強（口を食いしばり項がこわばる）、両目の上視。舌質紅絳、指紋青紫で命関へ達するか透関射甲（指紋が風関・気関・命関を通過して爪にまで達している現象）がみられる。

証候分析：本証は邪熱が旺盛で、手厥陰心包経や足厥陰肝経に内陥することで発病する。臨床では突然病状が悪化し、壮熱、イライラ、神昏、四肢の抽搐、口を食いしばり項がこわばるなど、心肝二経の諸症が弁証の要点で、病状が重篤で危険な状態になる。

治法：平肝熄風、清心開竅
方薬：羚角鈎藤湯『重訂通俗傷寒論』合牛黄清心丸『太平恵民和剤局方』加減

羚角鈎藤湯：羚羊角粉 4.5g、桑葉 6g、貝母 12g、生地黄・竹筎各 15g、
　　　　　　釣藤鈎（後下）・菊花・茯神・生白芍各 9g、生甘草 2.5g

牛黄清心丸：白芍・麦門冬・黄芩・当帰・防風・白朮各 45g、
　　　　　　柴胡・桔梗・川芎・茯苓・杏仁各 37.5g、
　　　　　　神曲・蒲黄・人参各 75g、羚羊角末・麝香・竜脳各 30g、
　　　　　　肉桂・大豆黄巻・阿膠各 53g、白蘞・乾姜各 22.5g、
　　　　　　牛黄 36g、犀角末 60g、雄黄 24g、山薬 210g、甘草 150g、
　　　　　　金箔 1200 箔、大棗 100 個

方意：処方中、羚羊角粉・釣藤鈎は平肝熄風、茯神は安神定志、白芍・生地黄は滋陰に、生甘草は緩急解痙に、黄芩は清熱瀉火解毒に働く。

昏迷、痰多の場合は、石菖蒲・胆南星・竹瀝・猴棗散（こうそうさん）（猴棗、羚羊角、麝香、月石、伽楠香、貝母、礞石、天竺黄）などを加え豁痰開竅（かったんかいきょう）の効能を高める。

高熱、神昏、抽搐の場合は、紫雪丹（しせつたん）（麝香・黄金・羚羊角・犀角・沈香・青木香・寒水石・石膏・滑石・磁石・玄参・升麻・丁香・朱砂・朴硝・硝石・炙甘草）・安宮牛黄丸（あんきゅうごおうがん）（牛黄・水牛角・鬱金・黄連・朱砂・山梔子・黄芩・雄黄・真珠・麝香・竜脳）・至宝丹（しほうたん）（朱砂・犀角・琥珀・雄黄・玳瑁・麝香・竜脳・安息香・牛黄・金箔・銀箔）などを加える。

4　哮喘

定義

哮喘(こうぜん)とは、小児期によくみられるの肺系疾病で、くり返し再発する痰鳴、気喘疾病のことである。臨床では、発作期に喘息、呼吸促迫、喉間の痰鳴音、呼気の延長がみられる。症状が悪化すると、平臥することができない、呼吸困難、張口抬肩(たいけん)、揺身擷肚(ようしんけつど)（喘息の呼吸困難で身体が揺れ、腹部が起伏する状態）、口唇が青紫などの症状が現れる。本病は、早朝や夜間に発作を起こしたり悪化したりすることが多い。

また、本病は明らかに**遺伝性の傾向**があり、1～6歳の間に発症しやすい。大多数の小児は治療や自然治癒によって緩解し、正確な治療と養生のもとでは、年齢を重ねていくことで治癒していく。しかし、長期間にわたりくり返し発作を起こすと、肺の機能に影響し、悪化すると肺腎両虚となり、持続的な喘息・緩解しづらい・くり返しの発作などが現れ、ひどい場合には一生涯つづくこともある。

本病の発作は明確な季節性があり、冬季や気候変化の激しい時期に発作を起こしやすい。

本病は現代医学の喘息性気管支炎・気管支喘息に相当する。

病因病機

哮喘の病因には**外因・内因**がある。内因では**肺・脾・腎の機能の不足により痰飲**が停留し、肺竅に潜伏することで哮喘の本源となる。また外因では、外邪を感受したり、異物や異味などに接触したり、鹹味や酸味の摂りすぎなどで発病する。

小児の生理機能は、肺臓嬌嫩で、脾気はつねに不足し、腎はつねに虚している。人体の水液の正常な代謝は肺・脾・腎によるところが大きく、肺は「水の上源」、脾胃は「水穀(すいこく)の海(うみ)」、腎は「一身の水を主る」といわれ、**肺・脾・腎の失調は水液代謝異常を引き起こし、痰濁を内生させる。**

例えば、外邪犯肺や肺気虚衰があると、肺の治節作用が失調し、津液を輸布できず凝滞して痰となる。脾虚で胃の津液が巡らず、運化作用が失調して湿が集まっ

て痰となり、肺に溜まっていく。また、腎気が虚衰すると、水液を蒸化できず水湿は痰となり、集まった液は飲となる。そのため、**痰の大本となる水の源は腎であり、湿を動かすのは脾であり、最後に溜まっていくのは肺である。**

　小児哮喘は遺伝的な要素が強く、多くは肺・脾・腎の機能の失調がみられ、そのためこれが哮喘の**伏痰**（体内の特に膈間に多く停留する痰）の基礎となっていく。このほか、外邪を感受し邪気が表散できないと風痰ができたり、鹹味や酸味を過食すると水湿が結集して痰となったり、表邪が尽きる前に酸斂収渋薬を誤用して肺に邪気が滞留し痰液が内結するなどは、すべて哮喘の伏痰・留飲の病理素因となる。

　哮喘の発作は、内因として**痰飲の停留**があり、さらに外邪を感受することが誘因となり引き起こされる。外邪の感受は六淫邪気が中心で、中では**風寒**と**風熱**が多い。邪気が肺経に侵入して**肺が宣発・粛降作用を失調すると、肺気が不利**となり、伏痰を刺激して、痰と気が結びついて**気道を阻滞**する。痰は気に従って昇り、気は痰によって阻まれるため、互いにぶつかりあい、**気機の昇降機能が不利**となって、呼吸困難や喘息、息切れ、喉間痰鳴など、哮喘を発症する。また鹹味や酸味、味の濃いものや魚臭いものを好んで食したり、花粉や繊毛、油漆などの異常な気味（ペンキのような臭い）に接触したり、活動過度や情緒不安定なども身体を刺激して、伏痰を動かし、気道を塞いで肺の通降機能に影響をおよぼし、哮喘を誘発する。

　つまり、**本病の発生は外因の作用と内因の結果であり、発作を起こす病機は、内の壅塞の気、外の六淫邪気の感受、膈にある伏痰の三者が相交わって気道を塞いでぶつかることにあり、これによって哮喘を発症する。**

　風寒邪を感受したり、なま物や冷たいもので陽気を傷めたり、もともと陽虚や寒痰を内伏している体質だったりすると、寒性哮喘を発症する。もし風熱邪気を感受し、もともと陰虚体質で痰熱を内伏していたりすると、熱性哮喘を発症する。また、外寒が緩解する前に内熱が起こると、外寒内熱証となる。痰飲壅肺（痰飲により肺が塞がる）が消失する前に腎陽虚衰となると、肺実腎虚証となる。

　小児哮喘の本は、**肺・脾・腎の三臓が不足する体質**的要素であり、くり返し発作を起こすと、肺の気陰両虚、脾の気陽受損、腎の陰陽虧虚を引き起こすため、停留した痰飲が刺激を受けていなくても、肺脾気虚、脾腎陽虚、肺腎陰虚など異なった緩解期を形成していく。**発作期は邪実が中心で、緩解期は正虚が主となる**が、発作期と緩解期の区別がつかない場合や、発作期が長引く場合は、**虚実夾雑証**など複雑な証候もある。

弁証論治

　哮喘は臨床では発作期と緩解期にわけられ、弁証では寒熱虚実や肺・脾・腎の三臓から判断していく。

　発作期は邪実が主であり、さらに寒・熱を弁別していく。咳嗽、喘息、痰黄、身熱、顔色赤、口の乾き、舌質紅などは熱性哮喘の症状である。咳嗽、喘息、畏寒、稀薄な痰が多い、舌苔白滑などは寒性哮喘の症状である。

　緩解期では正虚が主で、肺・脾・腎の不足を弁別し、さらにその臓の気血陰陽の状態を弁別していく。息切れ、多汗、かぜを引きやすいなどは気虚によるもので、身体・四肢が冷える、顔色白、活動すると心悸になるなどは陽虚によるもので、身体が痩せる、盗汗、顔色潮紅は陰虚によるものである。

　本病の治療では、発作期と緩解期でそれぞれ異なる治療を施す。発作期では**攻邪**を中心に、病気の標である**肺の治療**を主とし、さらに寒熱虚実を弁別して証に合った処置を施す。緩解期では、扶正により病気の本である**肺・脾・腎の臓腑機能を調整**し、病気の根幹である**伏痰を除去する。**

　哮喘は治療しにくい疾患のため、さまざまな治療法を用いて総合的に治療する。内服薬だけでなく、霧化吸引、貼り薬、鍼灸治療、さらに環境療法や精神療法を組み合わせることで治療効果を増強できる。

○ 発作期

1. 寒性哮喘

症状：咳嗽、喘息、喉間の哮鳴音、白沫痰が多い、身体・四肢の冷え、鼻水、顔色淡白、悪寒、無汗。舌質淡・舌苔滑、脈浮滑。

証候分析：本証は外感風寒により誘発され、外寒内飲が主な病機となる。弁証の要点は、咳嗽や喘息、喉間の哮鳴音などの哮喘の発作症状のほかに、外因では風寒が表に現れる症状で、悪寒、無汗、鼻水、脈浮緊などである。内因は痰湿内阻で陽気が巡れなくなり、顔色が淡白、白沫痰が多い、舌質淡・舌苔白などの症状がみられる。本証は表証が顕著ではなく寒飲傷肺の証候が中心となる。

治法：温肺散寒、化痰定喘

方薬：小青竜湯『傷寒論』合三子養親湯『韓氏医通』加減

小青竜湯：麻黄・半夏・芍薬各9g、桂枝・炙甘草各6g、
　　　　　　　　乾姜・細辛・五味子各3g
　　　三子養親湯：紫蘇子・白芥子・莱菔子各9g
　方意：処方中、麻黄・桂枝は宣肺散寒に、細辛・乾姜・半夏は温肺化飲に、白芥子・紫蘇子・莱菔子は行気化痰に働く。芍薬は桂枝と配合することで解表和営・緩急平喘に働く。酸味の五味子と辛味の細辛の配合は、一酸一辛・一収一散の性味（酸収辛散）をもち、斂肺平喘の働きを強化する。芍薬と五味子はともに酸の性質で酸斂収渋作用があり、邪気が体内にとどまるのを防ぐために一般的に単品で使用しない。

　　　咳がひどい場合は、紫菀・款冬花・旋覆花を加え化痰止咳の効能を高める。哮吼（こうこう）（哮喘の音）がひどい場合は、射干・地竜を加え解痙袪痰平喘の効能を高める。外寒も表証も顕著でない場合は、射干麻黄湯（やかんまおうとう）（射干・麻黄・半夏・生姜・細辛・紫菀・款冬花・大棗・五味子）加減を使用する。

2. 熱性哮喘

　症状：咳嗽、喘息、声高息涌（せいこうそくゆう）（喘息のヒューヒューという音が大きく、息は非常に粗く苦しそうにしている）、喉間の哮吼（こうこう）・痰鳴音、黄色い粘稠な痰、胸膈満悶、身熱（しんねつ）、顔色赤、口渇、咽紅、尿黄、便秘。舌質紅・舌苔黄、脈滑数。

　証候分析：本証は風熱邪気を外感し、伏痰を刺激して、痰と熱が結びついて気道を阻害することで発病する。臨床では咳嗽、喘息、声高息涌、黄色い粘稠な痰、身熱、のどが赤い、舌質紅・舌苔黄などが特徴である。痰熱内盛が本証の弁証の鍵であり、外感風熱の症状が軽くなったり重くなったりする。本証と寒性哮喘の鑑別では、熱証の有無が重要となる。

　治法：清肺滌痰、止咳平喘
　方薬：麻杏甘石湯（まきょうかんせきとう）『傷寒論』合蘇葶丸（そていがん）『医宗金鑑』加減
　　　麻杏甘石湯：麻黄・甘草各1.2g、杏仁6g、石膏12g
　　　蘇葶丸：南蘇子・苦葶藶子 各等分
　方意：処方中、麻黄・石膏は宣肺清熱平喘に、杏仁は宣肺止咳に、苦葶藶子・南蘇子は瀉肺平喘に働く。射干・瓜蔞皮・枳殻を加え降気化痰の効能を強める。

　　　呼吸が速い時は、地竜を加え清熱解痙の効能を強める。痰が多い場合は

胆南星・竹瀝を加え豁痰降気の効能を強める。咳がひどい場合は、炙百部・炙款冬花を加え宣肺止咳の効能を強める。熱の症状が重い場合は、山梔子・虎杖・魚腥草を加え清熱解毒の効能を強める。咽喉紅腫の場合は、蚤休・山豆根・板藍根を加え解毒利咽の効能を強める。便秘の場合は、瓜蔞仁・枳実・大黄を加え降逆通腑の効能を高める。表証が顕著でなく、喘息・咳嗽・痰鳴・痰色微黄の場合は、定喘湯（白果・麻黄・桑白皮・半夏・款冬花・蘇子・黄芩・甘草・杏仁）加減を使用する。処方中、白果（銀杏）と麻黄を配合することで斂肺平喘の効能を高め主薬となる。

3. 外寒内熱証

症状：喘息、息切れ、咳嗽、痰鳴、鼻づまり、鼻水、くしゃみ、悪寒、発熱、痰は粘稠で黄色、口渇、大便乾結、尿黄。舌質紅・舌苔白、脈滑数か浮緊。

証候分析：本証の外寒は外感風寒によるもので、内熱は外邪が裏に入り熱化したか、潜伏している痰飲が熱化したか、体内に熱邪が鬱滞しておりそこに外邪を感受して誘発したかである。外寒がひどいと悪寒、冷え、頭痛、身体が重い、くしゃみ、鼻づまり、水っぱながみられる。内熱が重い場合は、発熱、口渇、咳、黄色い粘稠な痰、便秘などがみられる。本証は最初に寒性哮喘にかかり、寒邪が尽きる前に裏に入って熱化したものである。

治法：解表清裏、定喘止咳

方薬：大青竜湯『傷寒論』加減

麻黄300g、桂枝・炙甘草各100g、杏仁40枚、石膏・生姜各150g、大棗12個

方意：麻黄・桂枝は散寒解表和営に、生姜は蠲飲平喘（蠲飲は痰飲を取り除くこと）に、石膏は清泄肺熱に、炙甘草は和中に働く。葶藶子・蘇子・射干・紫菀を加え化痰平喘をはかる。本処方は外寒内飲・飲鬱化熱証に適応している。

熱がひどい場合、山梔子・魚腥草を加え清肺熱の効能を高める。喘息・哮吼がある場合、射干・桑白皮・葶藶子を加え瀉肺清熱化痰の効能を高める。痰熱が顕著な場合は、地竜、黛蛤散（青黛・海蛤殻）、竹瀝を加え清化痰熱の効能を高める。

4. 肺実腎虚証

症状：病状が長引く、哮喘が持続する、喘息、胸満、活動すると喘息が悪化する、顔に艶がない、畏寒、四肢の冷え、疲労、消化不良、小便清長（しょうべんせいちょう）、咳嗽、痰多、喉間痰鳴。舌質淡・舌苔薄膩、脈細弱。

証候分析：本証は先天の稟賦不足や哮喘が長引いた小児患者に多く、正虚邪恋、虚実夾雑、上盛下虚（じょうせいかきょ）から起こる諸症状がみられる。上盛肺実のため、喘息、胸満、咳嗽、痰鳴の症状がみられる。下虚腎虧のため、活動すると喘息が悪化する、畏寒、四肢の冷え、疲労、消化不良、小便清長の症状がみられる。

治法：瀉肺補腎、標本兼顧

方薬：上盛に偏っている場合は、蘇子降気湯（そしこうきとう）『丹溪心法』加減

下虚に偏っている場合は、都気丸（ときがん）『医宗己任編』合射干麻黄湯（やかんまおうとう）『金匱要略』加減

蘇子降気湯：紫蘇子・半夏各75g、当帰・肉桂各45g、甘草60g、前胡・厚朴各30g

都気丸：熟地黄400g、山茱萸・山薬各200g、茯苓・牡丹皮・沢瀉・五味子各150g

射干麻黄湯：射干・麻黄・半夏各9g、生姜・細辛・紫菀・款冬花各6g、大棗3個、五味子3g

方意：上盛に偏っている場合は、蘇子降気湯加減を用いる。処方中、紫蘇子・前胡・半夏は降気化痰に、厚朴は理気燥湿化痰に、肉桂は温腎化気・行水飲に、当帰は活血調営に働く。紫菀・款冬花を加え、温潤化痰平喘をはかる。また益気斂肺の効能を高めるために人参と五味子を加えてもよい。

下虚に偏っている場合は、都気丸合射干麻黄湯加減を用いる。処方中、山茱萸・熟地黄は益腎培元に、山薬・茯苓は健脾益気に、紫菀・款冬花は温潤化痰に、半夏・細辛・五味子は化飲平喘に、麻黄・射干は宣肺祛痰平喘に働く。

活動すると呼吸が浅くなり、長時間運動ができない場合は、胡桃肉・紫石英・訶子を加え摂納補腎（せつのう）の効能を強める。畏寒、四肢の冷えがある場合は、附子・仙霊脾（淫羊藿）を加え脾温腎散寒の効能を強める。畏寒と腹満がある場合は、川椒・厚朴を加え温中除満の効能を強める。痰多白色、

屡吐不絶(吐痰不絶)の時は、銀杏・芡実を加え補腎健脾化痰の効能を強める。発熱があり痰黄色で粘稠の場合は、黄芩・冬瓜子・金蕎麦を加え清泄肺熱の効能を強める。

○ 緩解期

1. 肺脾気虚証

症状：かぜをくり返す、息切れ、自汗、咳嗽、無力感、疲労、懶言、身体が痩せる、食欲不振、顔色が白く艶がない、軟便。舌質淡・舌苔薄白、脈細軟。

証候分析：本証の病機は、肺気虚のため衛表不固となること、また脾気虚のため運化失健することである。臨床では、肺脾両臓の気虚から起こる諸症状を弁証の要点としている。肺は表を主るため、肺気虚では表衛不固となり、かぜをくり返して多汗がみられる。肺は気を主るため、肺気虚になると息切れ、咳嗽、無力感がみられる。脾は運化を主るため、脾気虚になると運化作用が失調し、食欲不振、軟便、身体が痩せるなどの症状が現れる。

治法：健脾益気、補肺固表

方薬：人参五味子湯『幼幼集成』合玉屏風散『医方類聚』加減

人参五味子湯：人参・茯苓・麦門冬各3g、白朮4.5g、五味子1.5g、炙甘草2.4g

玉屏風散：黄耆・白朮各60g、防風30g

方意：処方中、人参・五味子は補気斂肺に、茯苓・白朮は健脾補気に、黄耆・防風は益気固表に働く。百部・橘紅を加え、化痰止咳をはかる。

発汗が多い場合は、煆竜骨・煆牡蠣を加え固渋止汗の効能を高める。くしゃみが頻発する場合は、辛夷・蝉退を加え祛風宣竅の効能を高める。痰が多い場合は、半夏・桔梗・僵蚕を加え化痰の効能を高める。納穀不香(食べようとしても食べ物が不味く感じられ食欲が出ない)がある場合は、焦神曲・穀芽・焦山楂子を加え消食助運の効能を強める。腹脹がある場合は、木香・枳殻・檳榔子を加え理気降気の効能を強める。軟便の場合は、山薬・炒扁豆を加え健脾化湿の効能を強める。

2. 脾腎陽虚証

症状：活動すると喘息や咳嗽が起こる、息切れ、心悸、顔色蒼白、身体・四肢

の冷え、足腰が軟弱で無力、腹脹、食欲不振、軟便、下痢。舌質淡・舌苔薄白、脈細弱。

証候分析：本証は脾腎両臓の陽気が虚衰して、脾の運化作用が失調し、腎の摂納作用が低下することで発病する。腎陽虚に偏っている場合は、活動すると喘息や咳嗽が起こる、顔色蒼白、身体・四肢の冷え、足腰が軟弱で無力などの症状がみられる。脾陽虚に偏っている場合は、腹脹、食欲不振、軟便、下痢などの症状がみられる。小児・児童では、腰膝痠軟、畏寒、四肢が温まらない、夜尿が多いなど腎気不足の症状もみられる。

治法：健脾温腎、固攝納気

方薬：金匱腎気丸『金匱要略』加減

　　　桂枝・附子各50g、乾地黄400g、茯苓300g、山薬200g、
　　　山茱萸・牡丹皮・沢瀉各100g

方意：処方中、附子・桂枝は温腎補陽に、山茱萸・乾地黄は補益肝腎に、山薬・茯苓は健脾に働く。胡桃肉・五味子・銀杏を加え、斂気固摂をはかる。虚喘が明らかな場合は、蛤蚧・冬虫夏草を加え補腎納気の効能を高める。咳がひどい場合は、款冬花・紫苑を加え止咳化痰の効能を高める。夜尿が多い場合は、益智仁・菟絲子・補骨脂を加え補腎固摂の効能を強める。

3. 肺腎陰虚証

症状：咳嗽はたまに発症する、喘息、疲れ、痰がすっきり出ない、顔色潮紅、夜間盗汗、身体が痩せる、息切れ、五心煩熱、夜尿が多い。舌質紅・舌苔花剥（剥脱）、脈細数。

証候分析：本証は哮喘が長引いて肺腎両虧から陰虚内熱となり発病する。咳嗽は発症したり止んだりし、喘息、疲れ、息切れ、空咳、少痰、身体が痩せる、活動すると息切れが激しくなる、舌質紅・舌苔少か剥脱などの症状が弁証の要点である。陰虚内熱がある場合は、顔色が潮紅、夜間盗汗、五心煩熱などがみられる。

治法：養陰清熱、補益肺腎

方薬：麦味地黄丸『寿世保元』加減

　　　熟地黄160g、山茱萸・山薬各80g、
　　　牡丹皮・茯苓・沢瀉・麦門冬各60g、五味子40g

方意：処方中、麦門冬は潤養肺陰に、五味子は益腎斂肺に、山茱萸・熟地黄・山薬は補益腎陰に、牡丹皮は清熱に、茯苓は健脾に働く。

盗汗が顕著な場合は、知母・黄柏を加え育陰清熱の効能を高める。咳がすっきりしない場合は、百部・北沙参を加え潤肺止咳の効能を強める。潮熱がある場合は、鼈甲・青蒿を加え清虚熱の効能を強める。

5　反復呼吸道感染

定義

　小児で上・下呼吸道感染が頻繁に起こり、年に一定回数以上を起こすものを反復呼吸道感染という。感冒、扁桃腺炎、気管支炎、肺炎などの呼吸道疾患は、小児によくみられる病症である。

　本病は生後6ヵ月～6歳の小児によくみられ、特に1～3歳の幼児が最も発病率が高い。冬から春にかけての気候変化が激しい時期に発病・再発しやすく、夏季には自然と緩和していく傾向がある。一般的に学齢期前後になると明らかに好転していく。

　もし反復呼吸道感染の治療が不適当であった場合、咳嗽、喘息、水腫、痺証（ひしょう）などの病証が発症しやすく、ひどいと小児の成長・発育や心身の健康にも悪影響をおよぼす。古典医籍にある虚証感冒、体虚感冒と本病証は非常に近い関係にある。中医学は、扶正祛邪、病気に対する抵抗力の増強、体質改善などの面では非常に優れており、近年、本病の治療・研究において目覚ましい成果をあげている。

病因病機

　小児の反復呼吸道感染の原因の多くは、もともとの正気不足から衛外不固となり、くり返し外邪の浸襲を受けるというもので、邪毒が留滞しているために、多少治癒しても再発をくり返してしまうという傾向がある。

1. 稟賦不足・体質虚弱

　父母が体質虚弱で病気が多かったり、妊娠期に各種の疾病に罹患したり、早産・双子・胎気孱弱（たいきせんじゃく）（胎児が虚弱）や、生後に肌や骨が弱かったり、腠理（そうり）が緻密でなく自然界の邪気の侵入に耐えられないため、感受するとすぐに発病したり、父母や血縁者に反復呼吸道感染の病歴があると発症しやすいなどの特徴がある。

2. 喂養不当・調護失宜

喂養は小児に与える飲食物のこと、調護は飲食の養生をいう。母乳不足で粉ミルクが多い、断乳が早い、偏食、厭食、営養不良、脾胃の運化力が弱い、飲食水穀の摂取不足などは、臓腑機能を失調させ脾肺気虚になりやすい。そのため外邪に侵入されやすくなる。

3. 少見風日・不耐風寒

野外での活動が少なく、日を浴びる時間が不足すると、皮膚が柔弱で衛外不固となる。すると寒冷に対する適応能力が弱くなって、陰地や温室で育った植物のように風寒に対する耐性が脆弱となる。そのため、身体が冷えたり冷たいものを飲んだりすると、すぐにかぜを引いたり、他者のかぜをもらって発病しやすい。また病後も再発したり、伝変しやすくなる。

4. 用薬不当・正気損傷

感冒にかかって解表剤を過剰に服用し、衛陽を損傷して表衛気虚から営衛不和となり、営陰が内守（内側で守ること）できなくなり発汗過多がみられ、衛陽を制御できず、感冒にかかりやすくなる。薬物の使用が不適当な場合、小児の正気を消耗し、身体の抵抗力が低下し、くり返し感受した邪気による症状が治癒しづらくなる。

5. 正虚邪伏・遇感乃発

外邪の侵入後、正気が虚弱なため邪毒を取り除くことができず、体内にとどまるため、冷えや疲労によって新たな邪気を感受しやすくなり、留邪を起こしやすい。または新たな邪気を感受しなくても、旧病が再燃し、諸証を再発させる。

総じて、小児の臓腑は華奢で、皮膚は薄く弱く、防御壁が緻密ではなく、陰陽の二気は稚弱である。そのためつづけて邪気を感受した小児は肺・脾・腎の三臓がさらに不足し、衛外機能が弱くなり、外邪に対する抵抗力が弱くなる。加えて小児は寒暖の調整能力が低いため、一旦バランスを崩すと、六淫邪気が皮毛や口鼻から侵入して肺に影響をおよぼす。正気と邪気の消長変化によって、小児反復呼吸道感染を発症させる。

弁証論治

本証の弁証は、正邪の消長の変化を明確にすることが重要である。**感染期は邪実、遷延期は正虚邪恋、回復期は正虚が主である。**

初期は外感表証が多いため、風寒・風熱・外感裏熱の違いや、食積・痰の差異、本虚標実（本質は虚、現れる症状は実）の病機を弁別する。遷延期では、邪毒は次第に治まるが、虚証が顕著になる。つまり熱・痰・食積が尽きる前に、**肺脾腎虚**が顕著に現れる。回復期では、正気が次第に勝ってきて邪気が衰えていく。ポイントは、邪多ではなく正虚であり、肺・脾・腎のどの臓が虚損しているかを弁証していく。肺虚では気弱となり、脾虚では運化作用が困難となり、腎虚では骨弱となる。

呼吸器感染の発作期間には、発作前とは異なった治療を行い、同時に小児の正虚の体質的特徴に気を配る必要がある。遷延期では、扶正を主として、祛邪を兼ねることで、正気が回復して邪気は自ら退く。回復期では固本（こほん）（本を固める）が重要であり、補気固表、運脾和営、補腎壮骨などを行う。

本章は回復期の治療を中心に論述している。回復期では補益すべき時期をしっかりととらえることが必要で、「正気が旺盛であれば、邪気に犯されることはない」を原則として、発作を軽減させる。

1. 営衛失和・邪毒留恋

症状：感冒をくり返す、悪寒、熱にも寒さにも耐えられない、多汗、筋肉の弛緩、微熱、のどの赤みが退かない、扁桃腺腫大、肺炎、喘息、咳嗽が長引き完治しない。舌質紅・舌苔薄白か花剥、脈浮数無力・指紋紫滞。

証候分析：本証は肺気虚弱、衛陽不足の小児や、感冒の治療が不適当だったり、解表発汗薬の過服により、発汗は多いが余毒が完全に尽きないため、肌腠（きそう）が空虚で絡脈が不調となり、外邪が侵入しやすくなって発病する。また、本証の要点は邪多ではなく正虚であることである。衛陽不足や営陰外泄によって、発汗が多く温まらないことが本証の特徴である。邪毒留恋の症状とは、咽紅が引かない、扁桃腺腫大、肺炎喘嗽が長引き完治しない、などである。

治法：扶正固表、調和営衛

方薬：黄耆桂枝五物湯『金匱要略』加減

　　　黄耆・芍薬・桂枝各9g、生姜18g、大棗4個

方意：処方中、黄耆は益気固衛に、桂枝は通陽散寒に、芍薬は和営斂陰に、炙甘草・大棗は諸薬調和に働く。全体で扶正固本、調和営衛の効能がある。発汗過多の場合は、煅竜骨・煅牡蠣・碧桃乾を加え固表止汗の効能を強める。咳嗽がある場合は、百部・杏仁・炙款冬花を加え宣肺止咳の効能を強める。身熱が退かない場合は、青蒿・連翹・銀柴胡を加え清宣肺熱の効能を強める。のどが赤く扁桃腺腫大の場合は、板藍根・玄参・夏枯草・貝母を加え利咽化痰消腫の効能を高める。のどが腫れて便秘がある場合は、瓜蔞仁・枳殻・生大黄を加え化痰解毒通腑の効能を高める。

2. 肺脾両虚・気血不足

症状：たびたび外邪を受けかぜを引く、咳・喘息が長引くか治癒後に再発する、顔色萎黄、厭食または甘いもの・脂っこいもの・冷たいなま物を好む、筋肉の弛緩、軟便、咳嗽、多汗、口唇が淡色。舌質淡紅、脈数無力・指紋淡。

証候分析：本証は後天の失調、喂養不当、母乳不足、断乳が早い小児に多くみられる。肺脾両虚のため、水穀精微の生化（作り上げる、生じること）の不足が長引き、宗気が不足して衛外不固になり本証を発病させる。肺虚が中心の場合は、かぜを引きやすい、咳・喘息が長引く、多汗の症状がみられる。脾虚が中心の場合は、顔色黄で艶が少ない、筋肉の弛緩、厭食、軟便などの症状がみられる。

治法：健脾益気、補肺固表

方薬：玉屏風散『医方類聚』加味

　　　黄耆・白朮各60g、防風30g

方意：処方中、黄耆は補気固表に、白朮は健脾益気に働く。防風は表証に使用し、散風祛邪の効能をもつ。煅牡蠣を加え斂表止汗を、陳皮を加え健脾化痰をはかる。補の中に散を含め、散の中に補を合わせた組み合わせ（攻補兼施の方法）で、全体で健脾益気、補土生金の効能をもつ。

　　　邪気が残る場合は、大青葉・黄芩・連翹を加え清熱の効能を高める。発汗過多の場合は、穞豆衣・五味子を加え固表止汗の効能を高める。食欲不振や厭食の場合は、鶏内金・炒穀芽・焦山楂子を加え開胃消食の効能

を強める。軟便の場合は、炒薏苡仁・茯苓を加え健脾化湿の効能を強める。便秘積滞の場合は、生大黄・枳殻を加え導滞消積の効能を強める。

3. 腎虚骨弱・精血失充

症状：感冒をくり返す、咳嗽、喘息、顔色蒼白、筋肉の弛緩、活動すると自汗、盗汗、睡眠が不安定、五心煩熱。立遅・行遅・歯遅・髪遅・語遅、鶏胸（鳩胸）、亀背（猫背）。舌苔薄白、脈数無力。

証候分析：本証は先天の稟賦不足、後天の失調、固表虚弱、日に当たるのが不足するなどにより、骨格の成長不良や腎虚で骨が弱いなどがあり、肺衛不固のため、体質が軟弱で風寒邪に耐えることができない。腎虚骨弱の特徴は成長・発育の遅延で、五遅の症候が現れることもある。

治法：補腎壮骨、填陰温陽

方薬：補腎地黄丸『医宗金鑑』加味
　　　　ほ じん じ おう がん

山薬・山茱萸・熟地黄各15g、鹿茸・牛膝各12g、

牡丹皮・茯苓各9g、沢瀉6g

方意：処方中、熟地黄・山薬・山茱萸は補腎滋陰に、沢瀉・茯苓・牡丹皮は利尿泄熱に働く。精血が充実することで骨髄が壮健となり、筋骨が強いと衛外が固摂して、陰陽が成長して元気充実するため、久病も完治する。
　　　こ せつ

五遅がみられる場合は、鹿角霜・補骨脂・生牡蠣を加え補腎壮骨の効能を高める。発汗過多の場合は、黄耆・煅竜骨を加え益気固表の効能を高める。微熱がある場合は、鼈甲・地骨皮を加え清虚熱の効能を強める。陽虚がある場合は、鹿茸・紫河車・肉蓯蓉を加え温陽固本の効能を強める。

第3章のポイント

■感冒

1. 定義
2. 病因病機：①風寒邪気　②風熱邪気　③暑湿邪気　④時邪邪気
3. 弁証論治

　○ 主証

　1）風寒感冒：治法：辛温解表　方薬：荊防敗毒散加減
　2）風熱感冒：治法：辛涼解表　方薬：銀翹散加減
　3）暑邪感冒：治法：清暑解表　方薬：新加香薷飲加減
　4）時邪感冒：治法：清熱解毒　方薬：銀翹散合普済消毒飲加減

　○ 兼証

　1）夾痰証：風寒夾痰証：治法：辛温解表・宣肺化痰
　　　　　　　　　　　　方薬：三拗湯か二陳湯
　　　　　　風熱夾痰証：治法：辛涼解表・清肺化痰　方薬：桑菊飲加減
　2）夾滞証：治法：解表・消食導滞　方薬：保和丸加減
　3）夾驚証：治法：解表・清熱鎮驚　方薬：鎮驚丸加減

■咳嗽

1. 定義
2. 病因病機：①感受外邪　②痰熱蘊肺　③痰湿蘊肺　④肺気虧虚
　　　　　　⑤肺陰虧虚
3. 弁証論治

　○ 外感咳嗽

　1）風寒咳嗽：治法：疏風散寒・宣肺止咳　方薬：金沸草散加減
　2）風熱咳嗽：治法：疏風解熱・宣肺止咳　方薬：桑菊飲加減

　○ 内傷咳嗽

　1）痰熱咳嗽：治法：清肺化痰止咳　方薬：清金化痰湯加減
　2）痰湿咳嗽：治法：燥湿化痰止咳　方薬：二陳湯合三子養親湯加減
　3）気虚咳嗽：治法：健脾補肺・益気化痰　方薬：六君子湯加味
　4）陰虚咳嗽：治法：養陰潤肺・兼清余熱　方薬：沙参麦門冬湯加減

■肺炎喘嗽
1. 定義
2. 病因病機
3. 弁証論治
   ○ 常証
   1）風寒閉肺証：治法：辛温宣肺・化痰止咳　方薬：華蓋散加減
   2）風熱閉肺証：治法：辛涼宣肺・清熱化痰
               方薬：銀翹散合麻杏甘石湯加減
   3）痰熱閉肺証：治法：清熱滌痰・開肺定喘
               方薬：五虎湯合葶藶大棗瀉肺湯加減
   4）毒熱閉肺証：治法：清熱解毒・瀉肺開閉
               方薬：黄連解毒湯合三拗湯加減
   5）陰虚肺熱証：治法：養陰清肺・潤肺止咳　方薬：沙参麦門冬湯加減
   6）肺脾気虚証：治法：補肺健脾・益気化痰　方薬：人参五味子湯加減
   ○ 変証
   1）心陽虚衰証：治法：温補心陽・救逆固脱　方薬：参附竜牡救逆湯加減
   2）邪陥厥陰証：治法：平肝熄風・清心開竅
               方薬：羚角鈎藤湯合牛黄清心丸加減

■哮喘
1. 定義
2. 病因病機：肺・脾・腎の機能の不足により痰飲が停留し、肺竅に潜伏することが哮喘の本源
3. 弁証論治
   ○ 発作期
   1）寒性哮喘：治法：温肺散寒・化痰定喘
             方薬：小青竜湯合三子養親湯加減
   2）熱性哮喘：治法：清肺滌痰・止咳平喘　方薬：麻杏甘石湯合蘇葶丸加減
   3）外寒内熱証：治法：解表清裏・定喘止咳　方薬：大青竜湯加減
   4）肺実腎虚証：治法：瀉肺補腎・標本兼顧
               方薬：上盛：蘇子降気湯加減
                   下虚：都気丸合射干麻黄湯加減

○ 緩解期
1）肺脾気虚証：治法：健脾益気・補肺固表
　　　　　　　　方薬：人参五味子湯合玉屏風散加減
2）脾腎陽虚証：治法：健脾温腎・固攝納気　方薬：金匱腎気丸加減
3）肺腎陰虚証：治法：養陰清熱・補益肺腎　方薬：麦味地黄丸加減

■反復呼吸道感染
1. 定義
2. 病因病機：①稟賦不足・体質虚弱　②喂養不当・調護失宜
　　　　　　　③少見風日・不耐風寒　④用薬不当・正気損傷
　　　　　　　⑤正虚邪伏・遇感乃発
3. 弁証論治
1）営衛失和・邪毒留恋：治法：扶正固表・調和営衛
　　　　　　　　　　　方薬：黄耆桂枝五物湯加減
2）肺脾両虚・気血不足：治法：健脾益気・補肺固表
　　　　　　　　　　　方薬：玉屏風散加味
3）腎虚骨弱・精血失充：治法：補腎壮骨・填陰温陽
　　　　　　　　　　　方薬：補腎地黄丸加味

第4章 脾系病証

1 鵞口瘡

定義

鵞口瘡（がこうそう）とは、口腔や舌上に白屑（はくせつ）が発生する一種の口腔疾病である。症状の状態が鵞鳥の口に似ているため「鵞口瘡」といわれ、またその色は雪のように白いため「雪口（せっこう）」ともいわれる。本病は四季を通じて、1年中発生する。新生児から嬰幼児まで発症する。軽症で治療も適当であれば、予後は良好である。しかし、体虚邪盛で鵞口瘡の白屑が蔓延し、気道を阻滞すると、呼吸にも影響が出て、命の危険にもつながる。

病因病機

本病は胎熱内蘊、口腔不潔、感受穢毒（わいどく）により発病する。舌は心の苗（p.183 参照）、口は脾の竅であり、脾脈は舌に絡むため、主要な病変は心脾にある。穢毒の邪気を感受し、経絡に沿って上炎すると、口舌に白屑の症状がみられる。

1. 心脾積熱

妊婦が普段から辛熱のものを好んで食べていると、胎熱が内蘊し、胎児に影響をおよぼす。または出産時に妊婦の陰道に穢毒が侵入する、あるいは出生後に不注意で口腔を不潔にし、粘膜を破損して穢毒が侵入するなど、穢毒が心脾に積滞（せきたい）・熱化して口舌を薫灼（くんしゃく）（焼灼）すると、鵞口瘡の実証が現れる。

2. 虚火上浮

腎陰虧虚など胎児の稟賦（ひんぷ）不足や、病後や慢性病による体虚、慢性下痢で津液を大傷して脾虚が腎におよび、気陰を消耗するなどで、陰虚から水が火を制御できず、虚火（きょか）（虚熱）が経絡に沿って上炎すると、鵞口瘡の虚証の証候が現れる。

弁証論治

　本病は**虚実**の弁別を重視する。実証は一般的に病程は短く、口腔に白屑が堆積し、周囲は紅い。痛みで泣きわめき、便秘、尿が濃いなどを伴う。虚証は比較的病程が長く、口腔の白屑は少なめで、周囲は赤くなく、痛みもひどくない。軟便、食欲不振、身体が痩せるなどを伴う。

　本病は主に邪火上炎に属すため、治療では**清火**（熱を取り除く）が主となる。虚実を弁別して、実火では**清泄心脾積熱**、虚火では**滋腎養陰降火**を施す。口腔局部の病気のため、内服薬だけでなく外治法治療も併用するとよい。

1. 心脾積熱証

症状：口腔に白屑が蔓延、周囲は紅い。顔色赤、唇紅、発熱、イライラ、よく泣く、口渇、大便乾燥、尿が濃い。舌質紅・舌苔薄白、脈滑か指紋青紫。

証候分析：口腔に白屑が蔓延し周囲は紅い、舌質紅などは鵝口瘡の実証の特徴である。心経熱に偏る場合は、イライラ、よく泣く、尿は濃いなどの症状がひどい。脾経熱に偏る場合は、口渇、大便乾燥などの症状がひどい。

治法：清心瀉脾

方薬：清熱瀉脾散『医宗金鑑』加減

　　　山梔子・石膏・黄連・生地黄・黄芩・赤茯苓・灯心草 各等分

方意：処方中、山梔子・黄連は清心泄熱に、黄芩・石膏は散脾経鬱熱に、生地黄は清熱涼血に、灯心草は清熱降火、導熱下行に働く。

　　　便秘には大黄を加え、通腑泄熱の効能を強める。口渇、多飲には石斛・玉竹を加え、養陰生津の効能を強める。

2. 虚火上浮証

症状：口腔内に白屑が散在、周囲の赤みは顕著ではない、身体が痩せる、頬が赤い、五心煩熱、口の乾き、口不渇（熱によって口が乾くが水を飲みたくはない。体の虚弱、気陰両虚により虚火上浮となり、津液の分散ができずに起こる）。舌質紅・舌苔少、脈細・指紋紫。

証候分析：口腔内に白屑が散在、周囲の赤みは顕著ではない、身体が痩せる、

頬が赤いなどは鵞口瘡の虚証の特徴である。腎陰虚に偏る場合は、顔色白、頬が赤い、五心煩熱がひどく、脾陰虚に偏る場合は、疲労、食欲不振、便秘などがひどい。

治法：滋陰降火

方薬：知柏地黄丸『医宗金鑑』加減

熟地黄24g、山薬・山茱萸各12g、沢瀉・牡丹皮・茯苓各9g、知母・黄柏各6g

方意：処方中、知母・黄柏は滋陰降火に、熟地黄・山茱萸は滋陰補腎に、山薬・茯苓は健脾養陰に、牡丹皮・沢瀉は清肝腎火に働く。

食欲不振には、烏梅・木瓜・生麦芽を加え滋養脾胃の効能を強める。便秘には火麻仁を加え、潤腸通腑の効能を強める。

2　口瘡

定義

　小児口瘡（こうそう）とは、歯茎・舌体・両頰・上顎などにみられる黄白色の潰瘍で、疼痛、流涎、発熱を伴う。口全体にびらんがあり、色は赤くて痛みがあるものは「口糜（こうび）」という。潰瘍が唇の両端にできるものを「燕口瘡（えんこうそう）」という。

　本病は単独で発生したり、また他病に伴って発症することもある。口瘡は1年中どの時期でも発症し、明確な季節性はない。年齢は2〜4歳が多く、予後は良好である。体質が虚弱で口瘡をくり返してしまうと、治療は長引く。

病因病機

　小児口瘡の発生の原因は、外感風熱乗脾、心脾積熱上薫、陰虚の虚火上浮が多い。脾は口に開竅（かいきょう）し、心は舌に開竅し、腎脈は舌本に連なり、胃経は歯茎に絡むため、主要な病変は**心・脾・胃・腎**である。風熱邪気を感受したり、心脾積熱や虚火上炎では、口舌を薫蒸（くんじょう）するため口瘡を発症する。

1. 風熱乗脾

　風熱の邪気が口・鼻から侵入し、脾胃に影響する。外から侵入すると、一般的に風熱邪毒はまず肺を犯し、次いで脾胃に乗じる。そして口・舌・歯茎を薫蒸し、口腔の粘膜を破潰（はかい）（破れくずれる）するため口瘡を発症する。

2. 心脾積熱

　しっかり養生しなかったり、乳をしっかり与えなかったり、偏った味のものばかりを与えたりすると熱を内生し、また煎・炒・炙・焼などの調理方法を好むと内火が旺盛になり、邪熱が心脾に積滞して、経絡に沿って上炎すると、口瘡を発症する。

3. 虚火上浮

　気陰両虚の虚弱体質であったり、病後に身体が回復しなかったり、長期の下痢を患ったりすると、津液や陰液を大量に消耗し、腎陰の損傷を起こして水が火を制御できず、虚火（虚熱）が上浮するため口舌を薫蒸して口瘡を発症する。

弁証論治

　本病は八綱弁証と臓腑弁証を合わせて考える。口瘡には**実火**と**虚火**があり、弁証では起病・病程・潰瘍・びらんの程度と、随伴症状を合わせて考え、虚実を弁別する。起病が急で、病程が短く、口腔のびらんや痛みがひどく、局部に灼熱感があり、発熱を伴う場合は実証が多い。起病は緩慢で、病程は長く、口腔のびらんや痛みが軽いものは、虚証である。

　実証の病位は心脾で、虚証の病位は肝腎が多い。口瘡が舌上や舌辺でびらんするものの多くは心に属し、口頬部・上顎・歯茎・口角がびらんするものの多くは脾胃に属する。

　治療では、実証は**清熱解毒、瀉心脾積熱**、虚証では**滋陰降火、引火帰原**(いんかきげん)を中心とする。さらに口腔局部の外治法を併用するとよい。

1. 風熱乗脾証

症状：口頬・上顎・歯茎・口角のびらん、ひどいと口中全体がびらんで周囲は赤い。疼痛、拒食、イライラ、不安、口臭、涎が多い、尿が短く濃い、便秘、発熱を伴う。舌質紅・舌苔薄黄、脈浮数・指紋紫。

証候分析：本証は風熱邪気の外感後に発症する。起病は急で、発熱を伴い、潰瘍点が多く、口の周囲が赤いのが特徴である。病気の初期で、風熱の邪気が表にいるため、多くは発熱・悪寒がある。風熱邪が脾胃に侵入するため、口臭や便秘がみられる。湿熱に偏っている場合は、口瘡表面が黄色いか、びらんになる。

治法：疏風散火、清熱解毒

方薬：銀翹散(ぎんぎょうさん)『温病条弁』加減

　　　連翹・金銀花各30g、桔梗・薄荷・牛蒡子各18g、竹葉・荊芥穂各12g、淡豆豉・生甘草各15g。鮮芦根を煎じた汁で服用。

方意：処方中、連翹・金銀花は清熱解毒に、薄荷・牛蒡子は疏風散鬱火に、竹

葉・芦根は清心除煩に、生甘草は解毒・調和諸薬に働く。

発熱が退かない場合は、柴胡・黄芩・生石膏を加え清肺胃火の効能を強める。便秘の場合は、生大黄・玄明粉を加え通腑瀉火の効能を強める。口瘡の表面が黄色くびらんがある場合は、黄連・薏苡仁を加え清熱利湿の効能を強める。

2. 脾胃積熱証

症状:舌上・舌辺の潰瘍があり、ひどいと口中全体がびらん、周囲は赤い。疼痛、拒食、煩躁、よく泣く、口臭、涎が多い、尿が短く濃い、便秘。発熱、顔色赤を伴う。舌質紅・舌苔黄、脈滑数。

証候分析:本証は飲食積滞によって脾胃に熱がこもり、口舌に炎上し発症する。熱邪が脾胃に侵入し、胃腸の津液を消耗するため、口臭・便秘がみられる。

治法:清熱解毒、通腑瀉火

方薬:涼膈散（りょうかくさん）『太平恵民和剤局方』

連翹1250g、山梔子・黄芩・薄荷各300g、大黄・芒硝・甘草各600g（煎じる時、竹葉7枚、白蜜少々）

方意:処方中、連翹は軽清透散・清熱解毒に優れ、上焦の熱を透散（とうさん）（裏熱が肌表を通して発散すること）するため、重用する君薬となる。黄芩は清胸郭鬱熱に、山梔子は通瀉三焦・引火下行に、大黄・芒硝は瀉火通便に働き、これらの配伍で中焦の燥熱内結を蕩滌（とうてき）する（強く洗滌する）臣薬となる。薄荷は清頭目・利咽喉に、竹葉は上焦の熱を清し、ともに佐薬となる。甘草・白蜜は、大黄・芒硝の瀉下の働きを緩和し、生津潤燥・調和諸薬に働く使薬となる。全体の配伍で瀉火通便・清上泄下の効能が生まれる。

3. 心火上炎証

症状:舌上・舌辺の潰瘍があり、色は赤い。疼痛、飲食困難、イライラ、不安感、口渇、水を飲みたがる、尿が短く黄色い。舌尖紅・舌苔薄黄、脈数・指紋紫。

証候分析:本証は、舌上や舌辺の潰瘍・色が赤い。疼痛、イライラ、不安感、舌尖紅・舌苔薄黄を特徴としている。

治法:清心涼血、瀉火解毒

方薬：瀉心導赤散『医宗金鑑』加減
    生地黄・木通・甘草梢各9g、黄連各6g
方意：処方中、黄連は瀉心火に、生地黄は涼血に、木通は導熱下行に、甘草梢は調和諸薬に働く。
    尿が少ないものは、車前子・滑石を加え利尿泄熱の効能を強める。口渇がひどいものは、石膏・天花粉を加え清熱生津の効能を強める。便秘には生大黄・玄明粉を加え通腑瀉火の効能を強める。

4. 虚火上浮証

症状：口腔の潰瘍やびらん・周囲の色は赤くないか薄い赤。疼痛は顕著ではない、口瘡をくり返しなかなか治癒しない、疲れ、頬が赤い、口が乾燥するが口渇はない。舌質紅・舌苔少か花剥、脈細数・指紋淡紫。

証候分析：本証は慢性病で腎陰虧虚となり、口舌の潰瘍がまばらにあり色は淡、くり返し発症し、疲れ、頬が赤い、舌質紅・舌苔少を特徴としている。心陰虚を兼ねる場合、潰瘍は舌尖に多く、イライラや不眠を伴う。脾陰虚を伴う場合は、潰瘍は口唇・歯茎に多く、食欲不振、消化不良を伴う。

治法：滋陰降火、引火帰原

方薬：六味地黄丸『小児薬証直訣』加肉桂
    熟地黄24g、山茱萸・山薬各12g、沢瀉・牡丹皮・茯苓各9g

方意：処方中、熟地黄・山茱萸は滋陰補腎に、山薬・茯苓は補益脾陰に、牡丹皮・沢瀉は瀉肝腎虚火に働く。少量の肉桂を加えて引火帰原の効能を強めるとよい。

3 腹痛

定義

　腹痛とは、上腹部（胃脘部）以下、恥骨毛際以上の部位に発生する疼痛の症状をいう。大腹痛・臍腹痛・少腹痛・小腹痛（臍より下の腹部の痛み）に分類される。大腹痛は胃脘部以下・臍部以上の腹部の疼痛、臍腹痛は臍周辺部位の疼痛、少腹痛は小腹部の両側か片側の痛み、小腹痛は下腹部正中部位の疼痛を指す。

　腹痛は、小児科において季節や年齢を問わずよくみられるの証候で、嬰幼児は話せないため、腹痛を表すのに泣くことが多い。一般的には**寒・熱・虚・実の四大証候**に分類される。また腹痛は単独の疾病であると同時に、さまざまな疾患の進行過程においても出現する。

病因病機

　小児の脾胃は弱く、経脈も未だ旺盛ではないため、さまざまな病邪に侵されやすい。六腑は通降（通って降る）が、経脈は通利が正常なため、寒邪の感受、乳食の積滞、脾胃虚寒、情志の刺激、外傷による損傷などは、脾胃腸腑の気滞を起こす。脾は運を喜び滞を嫌うので、六腑が不通であれば、腹痛となる。

1. 感受寒邪

　養生が不適当で薄着をしたり、腹部に冷気が当たったり、冷たいものやなま物を過食したりすると、中陽（中焦にある脾胃の陽気）が損傷する。寒は収引作用があり気滞を引き起こして、経絡が不暢で気血が巡らないため、腹痛が起こる。小児は陽気の発達が未熟なため、寒凝気滞のものが多い。

2. 乳食積滞

　小児は脾気がつねに不足し、運化の働きが弱く、乳食を自制できないため、傷食を起こしやすい。脂っこいものを過食したり、無理やり食べさせたり、変質したものや不潔なものを多食・誤食したりすると、食積が停滞して胃腸に鬱滞し、

気機を塞いでしまうため、痞満や腹脹、腹痛が起こる。また、普段より味つけの濃いもの、刺激の強い辛いものなどを過食して胃腸に積滞したり、積滞が長引いて熱化し、腸中の津液を消耗して燥熱により閉結すると、気機が不利になり、腹痛が起こる。

3. 臓腑虚冷

　もともと脾陽が振るわず臓腑が冷えていたり、寒湿が内停して陽気を損傷すると、陽気が不振となり、温煦(おんく)作用を失調して、陰寒邪が旺盛になり、気機が不暢となって腹痛が長引く。

4. 気滞血瘀

　小児は情志が抑鬱的であり、肝の条達(じょうたつ)作用を失調すると、肝気が横逆(おうぎゃく)(気機の乱れ。上へ上逆、横へ横逆)して脾胃を犯し、脾胃の気機に滞りが生じると、血脈も凝滞するため、気血の運行が不調になり、腹痛を起こす。

　上述の病因に加えて、小児のもともとの体質により**寒熱**の違いが現れる。一般的に、寒邪を感受したり、なま物や冷たいものを過食したり、陽虚体質があったりすると**寒性腹痛**となる。味つけの濃いもの、刺激の強い辛いものなどを過食して積滞したり、陽明経が熱結して起こす腹痛は**熱性腹痛**となる。また気滞血瘀があると、**寒熱錯雑**を起こしやすい。

　病状の変化は**虚実**に分類され、中でも発病が急で、変化が速く、寒・熱・食・積により発症する場合は**実証**となる。発病が緩慢で、変化が遅く、臓腑虚弱が原因の場合は**虚証**となる。両者は互いに転化しやすく、実証は治療が不適当だと虚証に転じる。虚証でさらに寒邪を感受したり、傷乳(しょうにゅう)(母乳・ミルクの飲食不当)・傷食を起こすと、**虚実錯雑証**となる。

弁証論治

　弁証では**八綱弁証**を中心に、**寒・熱・虚・実・食・瘀**が重点となる。

　新病で痛みが激しく、腹部が硬くて拒按(きょあん)、食後に痛みが悪化する場合は実証である。鈍痛が慢性的で痛みが不定期、喜温(きおん)・喜按(きあん)で食後に痛みが和らぐ場合は虚証である。

腹痛が、冷えると悪化し温めると軽減する場合は寒証である。痛みが激しく、冷やすと軽減する場合は熱証である。

腹痛、脹満、拒按、酸腐臭のげっぷ、下痢で臭く排便後に痛みが軽減する、夜間に不安感がある場合は食積である。外傷や手術の既往歴があり、腹部に針で刺したような固定痛があり、局部が硬く拒按がある場合は血瘀である。

治療では、**調理気機、疏通経脈**（そつうけいみゃく）を原則とする。

1. 寒邪内阻証

症状：急激な腹痛があり、温めると痛みは軽減し冷やすと悪化する。腸鳴、顔色蒼白、痛みがひどいと冷や汗、唇紫暗色、四肢の冷え、吐瀉、小便清長（しょうべんせいちょう）。舌質淡紅・舌苔白滑、脈沈弦緊・指紋紅。

証候分析：寒邪を感受したか、冷たいものを食べた既往歴がある。寒邪は収縮・牽引作用があるため、拘急疼痛（こうきゅう）、腸鳴、温めると痛みが軽減し冷やすと悪化する、などがみられる。患児には類似した発作病歴があることが多い。

治法：温中散寒、行気止痛

方薬：養臓散（ようぞうさん）『医宗金鑑』加減

　　　当帰・沈香・木香・肉桂・川芎・丁香 各等分

方意：処方中、木香・丁香は芳香散寒により調理気機に、当帰・川芎は温通血脈に、肉桂は温中散寒に働き、温めることで寒邪を消散し、気血運行をはかり陽気を敷布（ふふ）し、臓腑を温養して腹痛を緩解する。

　　　腹脹がある場合は、砂仁・枳殻を加え理気消脹の効能を強める。吐き気、嘔吐がある場合は、半夏・藿香を加え和胃止嘔の効能を強める。泄瀉を兼ねる場合は、炮姜・肉豆蔻を加え温中止瀉の効能を強める。抽搐・疼痛がある場合は、小茴香・延胡索を加え温中活血止痛の効能を強める。

2. 乳食積滞証

症状：脘腹部（かんぷく）の脹満感・疼痛。拒按、食欲不振、吐物やげっぷに腐食臭がある。腹痛とともに下痢が生じ、排便後には痛みが軽くなる。嘔吐、胃酸が込み上げる、放屁が頻繁、大便が臭い、夜間に不安感、たまに泣く。舌質淡紅・舌苔厚膩、脈沈滑・指紋紫滞。

証候分析：本証では乳食損傷の既往歴があり、脘腹脹満・疼痛、拒按、食欲不

振の症状が特徴である。吐物に酸腐臭があり、放屁が頻繁、大便が臭い、腹痛とともに下痢が生じ排便後に痛みが軽くなる、などはすべて傷乳・傷食の症状である。本証は、寒邪直中、脾胃虚寒、胃熱気逆などの証候を伴うことが多い。

治法：消食導滞、行気止痛

方薬：香砂平胃散(こうさへいいさん)『医宗金鑑』加減

　　蒼朮・陳皮・厚朴・炙甘草・砂仁・香附子・山楂子・神曲・麦芽・枳殻・芍薬 各等分

方意：処方中、蒼朮・陳皮・厚朴・砂仁・香附子・枳殻は理気行滞に、山楂子・神曲・麦芽は消食化積に、芍薬・炙甘草は調中和営に働く。

　　腹脹が顕著で大便不通の場合は、檳榔子・莱菔子を加え通導積滞の効能を強める。寒邪を感受した場合は、藿香・乾姜を加え温中散寒の効能を強める。食積が鬱滞して熱化した場合は、生大黄・黄連を加え清熱通腑・蕩滌(とうでき)腸胃積熱の効能を強める。

3. 胃腸結熱証

症状：腹部脹満・疼痛、拒按、便秘、イライラ、不安感、潮熱(ちょうねつ)、口渇、五心煩熱。唇と舌が鮮紅色・少津、舌苔黄燥、脈滑数か沈実・指紋紫滞。

証候分析：腹痛脹満・拒按、便秘が本証の特徴だが、邪正両盛と邪実正虚の区別がある。正気が未だ衰弱しておらず、裏実証となっている場合は、痞・満・燥・実の4つの証候が現れ、激しい腹痛と脈沈実有力は実証である。一方、裏熱があり、津を消耗して正気が衰弱していたり、燥熱となっていないが裏実がある、つまり燥実が中心で、痞・満は顕著ではないが、腹痛が退かず、精神疲労や舌質乾少津の場合は、邪実正虚である。

治法：通腑泄熱、行気止痛

方薬：大承気湯(だいじょうきとう)『傷寒論』加減

　　大黄・枳実各12g、厚朴24g、芒硝9g

方意：処方中の大黄・芒硝は瀉熱通便・蕩滌胃腸・活血化瘀に、厚朴は行気破結・消痞除満に、枳実は行気消痞に働く。升麻・黄連を加え、清泄胃熱の効能を強めるとよい。

　　口の乾き・舌質紅乾がある場合は、玄参・麦門冬・生地黄を加え養陰生

津の効能を強める。肝胆の疏泄が失調し、肝熱犯胃で実熱の腹痛がある場合は、大柴胡湯（柴胡・黄芩・半夏・芍薬・枳実・大黄・生姜・大棗）加減を用いる。

4. 脾胃虚寒証

症状：長期にわたる腹痛があり、痛みは不定期に起こる。喜温・喜按、顔色に艶がない、精神疲労、無気力、四肢の冷え、食欲不振、食後腹脹、大便は稀薄な泥状便。舌質淡白・舌苔薄白、脈沈緩・指紋淡紅。

証候分析：本証は陽虚で中陽不足のものや、消導・攻伐が過剰で陽気を損傷すると温養作用を失調し、臓腑が拘急して痛みがみられる。本証の特徴は、発病が緩慢で腹痛が長引き、喜温・喜按、病程が長く、くり返し発作、など虚寒の証候である。

治法：温中理脾、緩急止痛

方薬：小建中湯『傷寒論』合理中丸『傷寒論』加減

　　小建中湯：桂枝・生姜各9g、芍薬18g、飴糖30g、甘草6g、大棗6個
　　理中丸：人参・乾姜・甘草・白朮各90g

方意：処方中、桂枝は温経和営に、芍薬・甘草は緩急止痛に、飴糖・生姜・大棗・人参・白朮は甘温補中に、乾姜は温中祛寒に働く。

気血不足が明らかな場合は、黄耆・当帰を加え補益気血の効能を強める。腎陽不足には、附子・肉桂を加え温補元陽の効能を強める。稀薄な涎を吐き出す場合は、丁香・呉茱萸を加え温中降逆の効能を強める。脾虚で気滞がある場合は、厚朴温中湯（厚朴・陳皮・甘草・茯苓・木香・乾姜・草豆蔲）を用いる。

5. 気滞血瘀証

症状：腹痛が長引く、針で刺すような痛み、痛みの部位は固定。腹部に塊り、拒按、腹部が硬い・青筋暴露（皮下血管の怒脹）。舌質紫暗で瘀点、脈渋・指紋紫滞。

証候分析：本証は、痛みの部位は固定しており、針で刺すような痛みがある。腹部に癥塊、拒按が特徴で、外傷や手術、癥瘕の既往歴がある。同時に瘀血は気滞を引き起こすため、痛みに脹れを兼ねたり、癥塊は病位に従ってできたりする。血瘀によって皮下血管が浮かび上がっ

ている。
治法：活血化瘀、行気止痛
方薬：少腹逐瘀湯『医林改錯』加減

　　小茴香1.5g、乾姜・延胡索・肉桂各3g、当帰・蒲黄各9g、
　　川芎・赤芍・没薬・五霊脂各6g

方意：処方中、肉桂・乾姜・小茴香は温通経脈に、蒲黄・五霊脂・当帰・川芎・赤芍は活血散瘀に、没薬・延胡索は理気活血・軟堅止痛に働く。
　　脹痛には、川楝子・烏薬を加え理気止痛の効能を強める。癥塊、手術歴、外傷などがある場合は、三棱・莪朮を加え散瘀消癥の効能を強める。これらの薬物は津血を消耗するため、病気の大半が去れば服薬を停止し、回復期には人参・黄耆など補気薬を重用する。

4 泄瀉

定義

泄瀉（下痢）とは排便回数が多く、便が稀薄で、ひどい場合は水のような便を排泄するもので、小児にはよくみられる病症である。本病は1年中発生するが、夏秋の季節に発病率が高く、ほかの季節に発症した泄瀉とは異なる症状がある。2歳以下で発病率が高い。嬰幼児は脾気が不足しているため、外邪の感受、乳食損傷、脾腎気陽虧虚になりやすく、これらが脾病湿盛を引き起こして泄瀉となる。軽症では予後は良好だが、重症になると気陰を損傷しやすく、ひどいと陰竭陽脱（陰陽倶損）を起こすこともある。慢性の下痢が治癒しないと、疳証に転じやすくなる。

病因病機

小児の泄瀉の病因は、感受外邪、飲食不節、脾胃虚弱が多く、主な病変部位は脾胃である。胃は水穀の受納と腐熟を主り、脾は水湿と水穀精微の運化を主る。脾胃が病気になると、飲食物が胃に入った後、水穀の運化、精微の輸布（運んで分散する）、清濁の分別ができなくなるため、下って泄瀉となる。

1. 感受外邪

小児の臓腑は華奢で、肌膚は薄く弱く、寒暖の調整がつかず外邪が侵入して発症しやすい。外感の風・寒・暑・熱邪は、湿邪と結びつくと下痢を起こしやすい。脾は乾燥を好んで湿気を嫌い、湿邪が脾陽に影響すると運化作用が失調し、湿が旺盛になって泄瀉を起こすため、古人は「湿がなければ瀉とならない」「湿が多いと五瀉（五泄。5種類の泄瀉の総称）となる」といっている。気候変化の中では、長夏に湿が多いため、外感泄瀉は夏から秋に多くみられる。外邪の中では湿熱が最も多いが、風寒によっても泄瀉を起こすので、四季それぞれに発症する。

2. 飲食不節

小児は脾気がつねに不足し、運化の力が弱く、食事を自制できないため、養生

が不適当だったり、飲食が不潔だったり、冷たいものやなま物を過食したりすると、脾胃を損傷し、泄瀉を発症する。小児は傷食を起こしやすいため、すべての泄瀉の中でも傷食瀉が最も多くみられる。

3. 脾胃虚弱

　日頃から脾胃が虚弱な上に、慢性病が長引くと、脾胃がいっそう虚弱になる。胃が弱いと食物を腐熟できず、脾が弱いと運化できないため、体内の正常な水は湿となり、穀は滞る。また清濁を分別できず、水湿と水穀が合わさって下り、脾虚泄瀉となっていく。また暴瀉実証（暴瀉は突然の激しい泄瀉）の治療を誤ると、風寒・湿熱などの邪気が脾胃を損傷し、脾虚泄瀉に転じてしまう。

4. 脾腎陽虚

　脾虚泄瀉の者は、まず脾気を消耗し、次いで脾陽を損傷して、さらに長期化すると腎を損傷することになる。陽気不足で脾が温煦作用を失調すると、陰寒が旺盛になり、水穀が運化できずそのまま腸間を走り、温めることもできないため、脾腎陽虚瀉を引き起こす。

　まとめると、**小児は稚陽未充・稚陰未長（p.17参照）であり、泄瀉にかかった後、陰陽を損傷した変証にかかりやすい。**重症では、泄瀉が過度なため、気陰を消耗して気陰両虚となり、ひどいと陰の損傷が陽におよんで、陰竭陽脱の危険な症候となる。慢性泄瀉が止まらず、脾気が虚弱で肝旺（肝陽旺盛）となると内風を生じ、**慢驚風**（p.135参照）を発症する。脾虚で運化を失調し、生化の源が不足すると気血不足となって臓腑や肌膚を養えず、**疳証**（p.111参照）に転じることもある。

弁証論治

　弁証では**八綱弁証**を中心に、**常証では寒・熱・虚・実を弁別し、変証では陰・陽**を重視する。

　常証では、発病の緩急、病程の長短から、暴瀉と久瀉に弁別する。**暴瀉の多くは実証で、久瀉は虚証や虚中夾実証が多い。**暴瀉では湿熱瀉は発病率が高く、排便回数が多い、便意は急迫、色は黄色で臭い、たまに粘液を下す、舌苔黄膩などが特徴である。風寒瀉は、大便が稀薄で泡沫があり、臭みは強くないが腹痛は重

く、外感風寒の症状を伴う。傷食瀉は、傷食の既往歴があり、消化不良、腹脹、便は稀薄で未消化物を含む、排便後腹痛が軽減する、などがみられる。久瀉の脾虚瀉は、病程が長引き、軟便、色は淡で不臭、食後の下痢などがみられる。脾腎陽虚瀉は、脾虚瀉がさらに長引き、大便に完穀不化（消化不良）があり、陽虚内寒の証候が顕著である。

　変証では、下痢が止まらず、精神萎靡（いび）（精神が萎える、しおれる）、皮膚の乾燥などがみられると気陰両虚証で重症になる。精神萎靡、尿が少ないか出ない、四肢厥冷（けつれい）、脈細欲絶などは、陰竭陽脱（いんけつようだつ）証で危険な証候になる。

○ 常証

1. 湿熱瀉

症状：水様性下痢、瀉下急迫、排便量多く頻回、便は黄褐色で臭い、少量の粘稠な便もある。腹痛、吐き気、疲労、無気力、発熱、口渇、尿量少・黄色。舌質紅・舌苔黄膩、脈滑数・指紋紫。

証候分析：本証は発病が急で、瀉下急迫がみられ排便量が多く、回数も頻繁、舌質紅・舌苔黄膩などの症状が特徴である。熱に偏っている場合は、便が臭い、少量の粘稠な便、発熱がみられる。湿に偏っている場合は、便が稀薄、口渇、小便が少ないなどがみられる。傷食を兼ねる場合は、大便に不消化物が混ざる、食欲不振などがみられる。下痢がひどいと、本証では傷陰に転化しやすく、ひどいと陰竭陽脱の変証になる。誤治・治療不当で病気が長引いた場合は、脾虚泄瀉に転化しやすい。

治法：清腸解熱、化湿止瀉

方薬：葛根黄芩黄連湯（かっこんおうごんおうれんとう）『傷寒論』加減

　　葛根 18g、黄芩・黄連各 9g、炙甘草 6g

方意：処方中、葛根は解表退熱・生津昇陽に、黄芩・黄連は清解胃腸湿熱に働く。甘草は調和諸薬に働く。地錦草・豆巻を加え清腸化湿をはかるとよい。熱の症状が重く下痢が頻繁な場合は、鶏蘇散（けいそさん）（滑石・生甘草・薄荷）、辣蓼（らつりゅう）・馬鞭草（ばべんそう）を加え、清熱解毒の効能を強める。発熱・口渇がある場合は、生石膏・芦根を加え清熱生津の効能を強める。湿が重く水様性下痢がある場合は、車前子・蒼朮を加え燥湿利湿の効能を強める。吐き気・舌苔膩がみられる場合は、藿香・佩蘭を加え芳化湿濁の効能を強める。嘔吐がある場合は、竹茹・半夏を加え降逆止嘔の効能を強める。腹痛がある場

合は、木香を加え理気止痛の効能を強める。消化不良の場合は、山楂子・神曲を加え運脾消食の効能を強める。

2. 風寒瀉

症状：大便が稀薄で泡沫がある、臭気は強くない。腹痛、腸鳴、悪寒、発熱、鼻水、咳嗽。舌質淡・舌苔薄白、脈浮緊・指紋淡紅。

証候分析：本証は、大便が稀薄で泡沫がある、臭気は強くない、腹痛、腸鳴の症状が特徴である。風邪（ふうじゃ）が重いと大便に泡沫が多くなり、鼻水がみられる。寒邪が重いと腹痛、悪寒がみられる。傷食を兼ねると、大便には不消化物が混ざり、食欲不振がみられる。風寒邪が熱化すると、排便回数が増え、便が臭くなり、発熱が悪化する。寒邪は陽気を損傷しやすいため、大便の完穀不化（かんこくふか）、四肢の冷え、精神疲労などがみられる傷陽変証に注意しなければならない。

治法：疏表散寒、化湿和中

方薬：藿香正気散（かっこうしょうきさん）『太平恵民和剤局方』加減

大腹皮・白芷・蘇葉・茯苓各30g、半夏曲・白朮・陳皮・厚朴・桔梗各60g、藿香90g、甘草75g

方意：処方中、藿香・蘇葉・白芷は疏風散寒・理気化湿に、半夏曲・陳皮・白朮は温燥寒湿・調理気機に、茯苓・甘草は健脾和胃に働く。

大便が稀薄で色が淡く泡沫が多い場合は、防風炭を加え、祛風止瀉の効能を強める。腹痛がひどく裏寒が重い場合は、乾姜・砂仁・木香を加え、温中散寒理気の効能を強める。食滞がある場合は、甘草を去り山楂子・鶏内金を加え、消食導滞の効能を強める。尿が少ない場合は、沢瀉・車前子を加え滲湿利尿（しんしつりにょう）の効能を強める。悪寒・鼻づまりがあり、咳声が重い場合は荊芥・防風を加え、解表散寒の効能を強める。

3. 傷食瀉

症状：軟便、排泄物に乳食の凝塊（ぎょうかい）や食物残渣（ざんさ）が混じる、においは卵が腐ったような酸腐臭。脘腹脹満（かんぷくちょうまん）、排便前の腹痛、拒按、下痢後痛みは軽減、げっぷした時に食べ物の腐った臭い、嘔吐、食欲不振、夜間に不安感。舌苔微黄厚膩、脈滑実・指紋滞。

証候分析：発病前に乳食不節（ふせつ）（乳食の乱れ）の既往歴があり、排泄物に乳食の凝

塊や食物残渣が混じる、においは酸腐臭、脘腹脹満、排便後に痛みが軽減するなどが特徴である。傷乳の場合は、軟便に乳食の凝塊が混じる。傷食の場合は、食物残渣が混じる。本証は単独で発症する場合も、他証を兼ねる場合もある。治療が不適当だと病程が長引き、積を解消できず脾気を損傷するため、脾虚瀉や脾虚夾積証に転じやすく、ひどいと疳証になる。

治法：運脾和胃、消食化滞

方薬：保和丸『丹溪心法』加減

山楂子180g、神曲60g、半夏・茯苓各90g、陳皮・連翹・莱菔子各30g

方意：処方中、山楂子・神曲・莱菔子は消食化積導滞に、陳皮・半夏は理気降逆に、茯苓は健脾滲湿に、連翹は清解鬱熱に働く。

腹痛には、木香・檳榔子を加え理気止痛の効能を強める。腹脹には、厚朴・莱菔子を加え消積導滞の効能を強める。嘔吐には、藿香・生姜を加え和胃止嘔の効能を強める。

4. 脾虚瀉

症状：食欲不振、腹部膨満、軟便・色淡・不臭、食後に下痢し重かったり軽かったりする、顔色萎黄、身体が痩せる、疲労、倦怠感。舌質淡・舌苔白、脈緩弱・指紋淡。

証候分析：本証は、暴瀉が治療不当により長引いたために起こる。病程は長く、軟便、多くは食後に下痢、全身的には脾虚の証候が特徴である。脾気虚に偏っている場合は、顔色が萎黄、身体が痩せる、疲労、倦怠感がある。脾陽虚に偏っている場合は、大便が稀薄で無臭、精神疲労、顔色白、肢体が温まらないなどがみられる。本証がさらに進行すると、脾の虚損が腎におよび、脾腎陽虚瀉に転化したり、長引くと疳証にもなる。

治法：健脾益胃、化湿止瀉

方薬：参苓白朮散『太平恵民和剤局方』加減

人参・茯苓・白朮・炙甘草・山薬各9g、白扁豆6g、

桔梗・蓮子肉・砂仁・薏苡仁各4.5g

方意：処方中、人参・茯苓・白朮・炙甘草は補脾益気に、山薬・蓮子肉・白扁豆・薏苡仁は健脾化湿に、砂仁・桔梗は理気和胃に働く。

胃の消化不良や舌苔膩がある場合は、藿香・蒼朮・陳皮・山楂子を加え芳香化湿・消食助運の効能を強める。腹脹がある場合は、木香・烏薬を加え理気消脹の効能を強める。腹冷、舌質淡、大便に不消化物が混ざる場合は、炮姜を加え温中散寒・暖脾助運の効能を強める。慢性下痢が止まらず、積滞(せきたい)がない場合は、益智仁・肉豆蔻・石榴皮を加え温脾固渋止瀉の効能を強める。

5. 脾腎陽虚瀉

症状：慢性的な下痢、大便が稀薄で冷たい。消化不良、四肢の冷え、脱肛、顔色㿠白(こうはく)、精神萎靡、睡眠時に目を開けて寝る。舌質淡・舌苔白、脈細弱・指紋色淡。

証候分析：本証は久瀉にみられ、大便が稀薄で冷たい、消化不良、四肢の冷えなどが特徴である。脾陽虚に偏っている場合は、大便が稀薄、脱肛、顔色㿠白がみられる。腎陽虚に偏っている場合は、大便が冷たい、滑脱(かつだつ)(固摂できないこと)、失禁、腹部が冷たい、精神萎靡がみられる。本証が進行すると、重症の痦瀉(かんしゃ)となり、ひどいと陽脱で死亡することもある。

治法：温補脾腎、固渋止瀉

方薬：附子理中湯(ぶしりちゅうとう)『三因極一病証方論』合四神丸(ししんがん)『内科摘要』加減

附子理中湯：附子・人参・炮姜・炙甘草・白朮各90g

四神丸：補骨脂120g、呉茱萸30g、肉豆蔻・五味子各60g

方意：処方中、人参・白朮・炙甘草は健脾益気に、炮姜・呉茱萸は温中散寒に、附子・補骨脂・肉豆蔻は温腎暖脾・固渋止瀉に働く。

脱肛がある場合は、炙黄耆・升麻を加え升挙中陽の効能を強める。久瀉・滑脱・失禁には、訶子・石榴皮・赤石脂を加え収斂固渋止瀉の効能を強める。

○ 変証

1. 気陰両傷証

症状：瀉下が過度、水様便。精神萎靡、イライラ、不安感、目が落ちくぼむ、皮膚の乾燥・枯渇、泣いても涙が出ない、口渇、尿量少ひどいと無尿、唇が赤くて乾燥。舌質紅・少津、舌苔少か無苔、脈細数。

証候分析：本証は湿熱泄瀉から始まり、精神萎靡、皮膚の乾燥、小便が少ない症状が特徴である。気虚に偏っている場合は、軟便、精神疲労、無気力、食欲不振がみられる。傷陰に偏っている場合は、水様便で量が多い、目が落ちくぼむ、泣いても涙が出ない、小便が少ないか無尿などがみられる。本証は治療を誤ると、陰竭陽脱証に発展しやすい。

治法：健脾益気、酸甘斂陰

方薬：人参烏梅湯（にんじんうばいとう）『温病条弁』加減

　　　人参・蓮子・炙甘草・烏梅・木瓜・山薬 各等分

方意：処方中、人参・炙甘草は補気健脾に、烏梅は渋腸止瀉に、木瓜は祛湿和胃に働き、以上の四薬で酸甘化陰をはかる。蓮子・山薬は健脾止瀉に働く。下痢が止まらない場合は、山楂子炭・訶子・赤石脂を加え渋腸止瀉の効能を強める。口渇がひどい場合は、石斛・玉竹・天花粉・芦根を加え養陰生津止渇の効能を強める。大便が熱で臭い場合は、黄連・辣蓼を加え清解内蘊湿熱の効能を強める。

2. 陰竭陽脱証

症状：下痢が止まらず回数も量も多い。精神萎靡、表情が冷淡、顔色青灰色か蒼白、泣き声が微弱、涙が出ない、尿量少か無尿、四肢厥冷。舌質淡・無津、脈沈細欲絶。

証候分析：本証は気陰両虚証が進行したものか、あるいは慢性下痢が止まらず、陰陽が消耗した場合に起こる。顔色は青灰色か蒼白、精神萎靡、泣き声が微弱、小便が少ないか無尿、四肢厥冷、脈沈細欲絶が特徴である。陰竭（いんけつ）証では、皮膚が枯渇、涙が出ない、無尿がみられる。陽脱証では、精神萎靡、泣き声が微弱、四肢厥冷、脈沈細欲絶がみられる。本証は変証・危証で、救急治療を行わないとすぐに死亡してしまう。

治法：挽陰回陽、救逆固脱

方薬：生脈散（しょうみゃくさん）『医学啓源』合参附竜牡救逆湯（じんぶりゅうぼきゅうぎゃくとう）（経験方）加減

　　　生脈散：人参 9g、麦門冬 15g、五味子 6g

　　　参附竜牡救逆湯：人参・附子・竜骨・牡蠣・芍薬・炙甘草 各等分

方意：処方中、人参は大補元気に、麦門冬・五味子・芍薬・炙甘草は益気養陰・酸甘化陰に、附子は回陽固脱に、竜骨・牡蠣は潜陽救逆に働く。

5 積滞

定義

積滞とは、小児の乳食が中焦に停滞して消化できず、気滞となって動かないために発生する胃腸疾患の一つである。乳食したくない、乳食しても消化しない、脘腹部の脹満、酸腐臭のげっぷ、軟便か便秘で便が臭いなどを特徴としている。本病は単独で現れる場合もあるが、他病と合わせて現れることもある。何歳でも発症するが、嬰幼児に多く、禀賦不足、脾胃虚弱、乳食停滞、病後の失調などは罹患しやすい要因となる。

本病は一般的に予後は良好だが、稀に積滞が長引き治療が不適当だと、脾胃をさらに損傷して気血化源が不足し、営養・発育障害から疳証に転化することもある。

病因病機

本病の主な原因は、乳食不節から脾胃を傷め、脾胃の運化機能が失調する、またはもともと脾胃が虚弱で、腐熟して運化する働きが低下し、乳食が停滞して消化できないなどである。病位は**脾胃**で、基本的な病理変化は、乳食が中脘部（脾胃）に停滞し、積滞して消化できず、気滞となって動かないために発生する。

1. 乳食内積

小児は脾気がつねに不足しているため、乳食の節制が自分ではできない。もし養育や哺乳が不適当だと、乳食停滞を起こしやすい。乳食で傷める原因は、哺乳の不節や急ぎすぎ、過量、温度が不適当などである。飲食で傷める原因は、飲食不節、偏食、暴飲暴食、さらに食べ物として脂っこいものや味の濃いもの、揚げ物、焼き物、なま物や冷たいもの、硬くて消化しづらいもの、添加物や加工食品の過食などが考えられる。

また胃は受納を主り、「水穀の海」で降気を主る。脾は運化を主り、「生化の源」で昇気を主る。乳食が不節で脾胃が損傷し、受納・運化の働きが低下して昇降機能が停滞すると、宿食が停滞して鬱積して消化できず、積滞となる。

2. 脾虚夾積(きょうせき)

　禀賦不足でもともと脾胃気虚だったり、病後の失調で脾気虧虚となったり、寒涼薬や攻伐(こうばつ)作用の強い薬物の過服により脾胃虚寒となって、腐熟・運化する働きがおよばず、乳食が停滞して消化できず、積滞となる。

弁証論治

　本病の病位は**脾胃**が中心で、**実証**に属するが、患者が**脾気虚弱**な体質である場合は**虚実錯雑証**となる。また、積滞の内停は寒化または熱化へと変化するため、病歴、随伴症状、病程の長短などから、虚・実・寒・熱を弁別する必要がある。初病は実証が多いが、鬱積が長引くと虚実錯雑や実多虚少、実少虚多へと変化していく。

　生まれつき脾胃虚弱の場合は、初期の段階から虚実錯雑の証候を示すことがある。また、元来が陰盛の体質で、脂っこいもの・甘いもの・辛いものを好んで食べていると、食欲不振、脘腹脹満、疼痛、温めると悪化、冷やすと軽減、口臭、酸腐臭のものを嘔吐、顔色・唇が赤い、イライラ、易怒、便秘で便が臭い、手足・胸腹部の灼熱感、舌質紅・舌苔黄厚膩など、熱積となりやすい。

　生まれつき陽虚体質で、なま物や冷たいものを好み、寒涼薬を過服すると、脘腹脹満、喜温・喜按、顔色白、唇淡、四肢が温まらない、朝食暮吐(ちょうしょくぼと)・暮食朝吐(ぼしょくちょうと)、吐瀉物が酸腐臭、軟便、小便清長(しょうべんせいちょう)、舌質淡・舌苔白膩など、寒積となりやすい。

　さらに元来が脾虚で腐熟・運化作用が弱く、乳食が停滞して長引くと、虚中夾実証となる。

1. 乳食内積証

症状：食欲不振、吐き気、げっぷや吐瀉物が酸臭、脘腹部の膨満感・疼痛、大便が臭い、煩躁、よく泣く、睡眠不安、五心煩熱。舌質紅・舌苔白厚か黄厚膩、脈弦滑・指紋紫滞。

証候分析：本証は、乳食不節があり、食欲不振、脘腹部の膨満感、げっぷや吐瀉物が酸臭、大便が臭いなどの症状が特徴である。小児の飲食物の違いによって、傷乳か傷食かを区別する必要がある。消化不良の食積(しょくせき)があり熱化する場合は、腹部の熱感がひどい、微熱、舌苔黄膩などがみられる。

治法：消乳化食、和中導滞

方薬：乳積では消乳丸〔しょうにゅうがん〕『証治準縄』加減・食積では保和丸〔ほわがん〕『丹溪心法』加減

　　　消乳丸：香附子・砂仁・神曲（炒）・麦芽（炒）各30g、
　　　　　　　炙甘草・陳皮各15g
　　　保和丸：山楂子180g、半夏・茯苓各90g、神曲60g、
　　　　　　　陳皮・連翹・莱菔子各30g

方意：消乳丸では、砂仁・神曲・麦芽は消乳化積に、香附子・陳皮は理気導滞に働く。保和丸では、山楂子・神曲・莱菔子は消食化積に、陳皮は行気寛中に、茯苓・半夏は健脾化湿に、連翹は清解鬱熱に働く。

　　　腹脹が顕著な場合は、木香・厚朴・枳実を加え行気導滞除脹の効能を強める。腹痛・拒按・便秘がある場合は、大黄・檳榔子を加え下積導滞の効能を強める。吐き気・嘔吐がある場合は、竹茹・生姜を加え和胃降逆止嘔の効能を強める。軟便の場合は、扁豆・薏苡仁を加え健脾滲泄・消中兼補の効能を強める。舌質紅・舌苔黄・微熱・口渇には胡黄連・石斛・天花粉を加え、清熱生津止渇の効能を強める。

2. 脾虚挟積証

症状：顔色萎黄、身体が痩せる、元気がない、食欲不振、食後脘腹部の膨満感、喜按、下痢酸臭、乳片や未消化物の残渣〔ざんさ〕が混じる。舌質淡・舌苔白膩、脈細滑・指紋淡滞。

証候分析：本証は脾虚だったり、病後に養生失調をしたり、寒涼薬の過服、または乳食内積証が長引いて転化して起こる。顔色が萎黄、元気がない、脘腹部の膨満感、喜按など、脾虚の証候と下痢酸臭、指紋淡滞が特徴である。

治法：健脾助運、消食導滞

方薬：健脾丸〔けんぴがん〕『医方集解』加減

　　　党参・白朮・陳皮・枳実・山楂子・麦芽・神曲 各等分

方意：処方中、党参・白朮は健脾益気に、麦芽・山楂子・神曲は消食化積に、陳皮・枳実は醒脾理気化滞に働く。

　　　嘔吐には生姜・丁香・半夏を加え、温中和胃・降逆止嘔の効能を強める。軟便には山薬・薏苡仁・蒼朮を加え、健脾化湿の効能を強める。腹痛喜按には乾姜・芍薬・木香を加え、温中散寒・緩急止痛の効能を強める。舌苔白膩では、藿香・佩蘭を加え、芳香醒脾化湿の効能を強める。

6 疳証

定義

疳証(かんしょう)とは、小児が喂養不当(いようふとう)や病気の影響で脾胃を傷め、気と津液を消耗して起こる慢性疾病の一種である。臨床症状では、身体が痩せる、顔色に艶がない、毛髪に営養が届かない、精神萎靡(いび)、煩躁、飲食不節などが特徴である。季節性はなく、何歳でもかかるが、5歳以下の子供に多い。起病は緩慢で、病程は長く、小児の成長・発育に影響が出る、中医小児科の四大要証(痧・痘・驚・疳)の一つである。

「疳」には「**甘い**」という意味があり、甘いもの、美味しいものの多食により、**脾胃を損傷**して疳証を発症する。「疳」のもう一つの意味は「**乾**」で、これは疳証の**気血津液の不足**症状のことで、身体が痩せる、肌膚乾燥(きふ)などの症状がみられる。

病因病機

疳証の病因はさまざまで、喂養不当、飲食不節、営養失調、疾病の影響、先天稟賦(ひんぷ)不足などがある。主な病変部位は**脾胃**だが、**五臓**すべてにおよぶ。脾胃は飲食の消化・吸収、水穀精微(すいこく)の輸布を主り、全身を営養しているため、脾胃が失調すると、気血生化の源が不足し、全身を濡養(じゅよう)(潤し養う)できなくなるために、疳証を発症する。

1. 喂養不当

小児の生理特徴は「**脾常不足**」で、また小児は精神的にも未発達で、乳食の調節を自分ではできないため、喂養不当や乳食の過食・不足は脾胃を損傷し、疳証となる。乳食の与えすぎ、甘いものや美味しいもの、なま物や冷たいもの、また硬いものの多食、滋補食品の与えすぎなどは、食積の内停を長引かせ、疳証となる。これは「積は疳の母」を表している。

また母乳が欠乏したり、粉ミルクが薄過ぎたり、食事を与える時期を逸したり、さらに断乳が早過ぎたり、与える食事の量が不足したり、偏食したりすると営養のバランスを崩し、長期的な成長・発育を満足させることができず、気液を損傷

して次第に痩せていき、疳証になる。

2. 疾病の影響

多くは慢性的な嘔吐や下痢があり、その上さらに外感邪気や流行性の熱病にかかったり、細菌や寄生虫を感受したりした際に、養生や治療を誤ると、脾胃を損傷し、津液・気血・筋肉・身体を消耗して疳証になる。

3. 禀賦不足

先天的な胎禀不足、例えば早産、多胎(たたい)（双生児）、母親の妊娠期の慢性病や服薬による胎児の損傷などでは、出産後に小児の元気は衰弱している。脾胃の機能が弱く、消化吸収や水穀精微の摂取も不足して、気血が消耗し、臓腑・肌膚を濡養できないため、身体は痩せて疳証となる。

弁証論治

本病は主証と兼証の違いがある、主証は八綱弁証が主であり、虚・実の弁別を重視する。兼証は臓腑弁証が主であり、どの臓腑を傷めたかが重要となる。主証によって、病程の長短、病状の軽重、虚実を弁別することで、疳気(かんき)・疳積(かんせき)・乾疳(かんかん)に分類できる。

病気の初期は顔色黄、毛髪が疎(まば)ら、食欲不振、痩せ気味、大便不調、精神的には正常などがみられ、これは疳気と呼ばれ、原因は**脾胃失和**で、病状は虚証の軽症である。

病状が進行し、身体が明らかに痩せ、腹部だけが膨張し、イライラしてよく泣く、夜間に睡眠が不安定、善食易飢(ぜんしょくえっき)（食べてもすぐに空腹になる）、異食(いしょく)などがみられると、これは疳積と呼ばれ、病因は脾虚夾積、病状は重めの**虚実錯雑証**である。

もし病程が延び治療時期を失した場合、身体が極度に痩せ、顔つきが老人のようになる、食欲が全くない、腹部が船底のように凹む、精神萎靡などがみられ、これは乾疳(かんかん)と呼ばれ、**脾胃衰敗・津液消亡**の虚証の重症である。

兼証や危険な証候は、乾疳や疳積の重症で現れ、消耗している臓腑の違いにより症状も異なる。脾・心が傷むと脾病が心におよび、口や舌に口瘡がみられる。脾病が肝におよぶと、目生雲翳(もくせいうんえい)（眼に生じる翼状片）や夜盲症がみられる。脾病が肺におよぶと、潮熱・慢性咳嗽がみられる。脾病が**腎**におよぶと、鶏胸(けいきょう)（鳩胸）、

亀背(せむし)がみられる。**脾陽虚衰**で水湿氾濫になると水腫がみられる。歯茎からの出血、皮膚の青あざなどがみられる場合は、疳証の悪候で、**気血大衰・血絡不固**を示す。もし精神萎靡、呼吸微弱、全く食べられないなどがみられたら、**陰竭陽脱**の危険な証候で、**陰陽離決**の兆候であるので特に注意が必要である。

　治療原則は、健運脾胃が中心となり、脾胃を調理することで消化吸収を助け、気血・津液・肌膚を濡養していくことが大切である。

　疳気・疳積・乾疳は、病状の違いにより異なる治法を採用する。疳気は和法、疳積は消法や消補兼施、乾疳は補法が鍵となる。兼証がみられる場合は、脾胃本病と他臓の兼証を総合的に判断して治療を行う。また、営養の補給や食生活の改善を進め、さらに原発疾患を積極的に治療していくことが、本病の回復に最も重要である。

○ 常証
1. 疳気
　　症状：少し痩せる、顔色に艶がない、髪の毛が少し少ない、食欲不振、精神的
　　　　　に不安定、イライラ、易怒、下痢または便秘。舌質稍淡・舌苔薄微膩、
　　　　　脈細有力。
　　証候分析：本証は疳証の初期で、脾胃失和、受納と運化の失健により発症した
　　　　　　　ものである。身体が少し痩せる、食欲不振が特徴である。養生や治
　　　　　　　療を怠ると疳積証へ転化する。
　　治法：調脾健運
　　方薬：資生健脾丸『先醒斎医学広筆記』加減
　　　　　人参・白朮各90g、陳皮・山楂肉・神曲各60g、白扁豆・茯苓・蓮子肉・
　　　　　薏苡仁・山薬・芡実・砂仁各45g、麦芽3g、桔梗・藿香・炙甘草各15g、
　　　　　白豆蔲10g、黄連9g
　　方意：処方中、白朮・人参・山薬は益気健脾に、薏苡仁・茯苓は健脾滲湿に、
　　　　　藿香・扁豆・砂仁は醒脾開胃に、山楂肉・麦芽・神曲は消食助運に働く。
　　　　　食欲不振・腹脹・舌苔厚膩の場合は、人参・白朮を去り、蒼朮・鶏内金・
　　　　　厚朴を加え、運脾化湿、消積除脹の効能を強める。

2. 疳積
　　症状：身体が明らかに痩せる、顔色萎黄、脘腹膨満・ひどいと血管が目立つ、

毛髪が少ない、気持ちが落ち着かない、眠いが眠れない、眉を揉んだり鼻をほじったりの異常行動がみられる、食欲不振・食べてもすぐに空腹になる、異物を好んで食べる。舌質淡・舌苔膩、脈沈細滑。

証候分析：本証の多くは疳気が進行したもので、脾胃が虚損し積滞が内停して虚実錯雑証となり、病状は複雑化する。身体が痩せて四肢が明らかに細く、脘腹膨満、煩躁不安が特徴的な症状である。疳証で積があるかどうかは、腹部が膨満しているかいないかで判断し、腹部が大きく膨れ、手足が痩せていることが本証の典型的な体型となる。もし脘腹脹満でげっぷが多い場合は食積、大腹脹満（大腹は剣状突起以下・臍部以上の腹部）で叩くと太鼓のような音がする場合は気積、腹脹が腫塊となり揉むと散る場合は虫積、腹部に腫塊があり硬い場合は血積となる。本証は重症になると兼証も現れ、治療や養生を失すると乾疳へと発展する。

治法：消積理脾

方薬：肥児丸（ひじがん）『医宗金鑑』加減

人参・黄連・神曲・麦芽・山楂子各17.5g、白朮・茯苓・炙甘草各15g、胡黄連25g、使君子22.5g、蘆薈（ろかい）12.5g

方意：処方中、人参・茯苓・白朮は健脾益気に、神曲・麦芽・山楂子は消食化滞に、黄連・胡黄連は清心平肝・退熱除煩に、炙甘草は調和諸薬に働く。脘腹脹満には大腹皮・檳榔子を加え理気消積の効能を強める。

3. 乾疳

症状：身体が極度に消痩（しょうそう）、皮膚乾燥、しわが多い、筋肉がなく皮と骨のよう、容姿が老人のよう、髪の毛が枯渇、顔色㿠白、元気がない、泣く力がない、腹部が船底のように凹む、食欲不振、下痢または便秘。舌質淡嫩・舌苔少、脈細弱。

証候分析：本証は疳証後期にみられ、脾胃が虚衰して津液消亡し、気血両虚となったために発症する。疳極（かんきょく）ともいう。身体が極度に消痩、元気がない、食欲不振が特徴である。この段階では五臓それぞれの兼証が現れ、ひどいと気血衰亡・陰陽離脱の変証となる。

治法：補益気血

方薬：八珍湯（はっちんとう）『正体類要』加減

人参・白朮・茯苓・当帰・川芎・芍薬・熟地黄・甘草各30g

方意：処方中、人参・白朮・茯苓・甘草は補脾益気に、当帰・川芎・芍薬・熟地黄は養血活血に働く。

○ 兼証

1. 眼疳

症状：両目の乾燥、異常にまぶしく感じて目が光に耐えられない。眼角（がんかく）が赤く爛（ただ）れ、ひどいと黒目が混濁する。星目（ほしめ）（目の角膜や結膜にできる粟粒大の白い斑点ができる病気）、夜盲症など。

証候分析：本証は脾病が肝におよび、肝血不足によって眼を濡養できないために起こる。身体が痩せ、上述の眼部症状がみられる場合、症状の軽重にかかわらず本証の弁証を行う。

治法：養血柔肝、滋陰明目

方薬：石斛夜光丸（せっこくやこうがん）『原機啓微』加減

人参・茯苓・天門冬各120g、

石斛・炙甘草・肉蓯蓉・五味子・防風・川芎・枳殻・黄連・白蒺藜（びゃくしつり）・青葙子（そうし）・羚羊角各30g、

枸杞子・山薬・菟絲子・牛膝・苦杏仁・菊花・決明子各45g、

生地黄・熟地黄・麦門冬・水牛角粉各60g

方意：処方中、石斛・天門冬・生地黄・枸杞子は滋補肝腎に、菊花・白蒺藜は退翳明目に、青葙子は清肝明目に、川芎・枳殻は行気活血に働く。

2. 口疳（心疳（しんかん）・驚疳（きょうかん））

症状：口・舌に口瘡ができ、ひどいと口中にびらんが生じ、非常に臭い。顔色赤、イライラ、眠くても眠れない、尿黄で短い、吐舌（とぜつ）・弄舌（ろうぜつ）を伴う。舌質紅・舌苔薄黄、脈細数。

証候分析：本証は脾病が心におよび、心を養えず、心火が上炎して起こる。身体が痩せる、口内炎を特徴としており、心疳・驚疳ともいう。

治法：清心瀉火、滋陰生津

方薬：瀉心導赤散（しゃしんどうせきさん）『医宗金鑑』加減

生地黄・木通・甘草梢各9g、黄連各6g

方意：処方中、黄連は瀉心火に、生地黄は涼血に、木通は導熱下行に、甘草梢

は調和諸薬に働く。

3. 疳腫脹

症状：足踵の浮腫があり、ひどいと浮腫は顔面や全身におよぶ。顔色に艶がない、疲労感、四肢が温まらない、尿量少で短い。舌質淡嫩・舌苔薄白、脈沈遅無力。

証候分析：本証は脾病が腎におよび、陽気が虚衰して水を気化できず、水湿が肌膚に氾濫するために起こる。痩せて身体に浮腫を伴い、押すとなかなかもとに戻らないという特徴がある。

治法：健脾温陽、利水消腫

方薬：防已黄耆湯『金匱要略』合五苓散『傷寒論』加減

防已黄耆湯：防已 30g、甘草 15g、白朮 22.5g、黄耆 37.5g、生姜 4 片、大棗 1 個

五苓散：沢瀉 15g、茯苓・猪苓・白朮各 9g、桂枝 6g

方意：処方中、黄耆・白朮・甘草は健脾益気に、茯苓・猪苓・沢瀉・防已は健脾利水に、桂枝は温陽化気行水に働く。

7 小児貧血

定義

小児貧血とは主に営養性鉄欠乏性貧血で、体内の鉄欠乏が原因となり、ヘモグロビンの合成が減少するために引き起こされる小球性低色素性貧血のことである。本病は小児科でよくみられる病証で、中医学では「血虚」の範疇に属する。多くは嬰児・幼児にみられ、特に生後6ヵ月〜3歳に多い。軽度の貧血では、自覚症状がみられないが、中程度以上では、めまい、疲れ、食欲不振、煩躁、顔色・爪・唇・結膜などが蒼白色などの症状が現れる。

本病は軽度〜中程度では一般的に予後は良好だが、重度の貧血や長期にわたる軽中度の貧血は、臓腑機能を失調させ、児童の成長に影響し、さらに気血不足によって抵抗力が低下し、外邪が侵入しやすくなる。

病因病機

本病は、先天性の稟賦不足や、後天の喂養が不適切、あるいは各種害虫の感染、病気、怪我などによって起こりやすい。病変部位は、主に**脾・腎・心・肝**である。また、血虚不栄（不栄は営養が不足すること）が主な病理基礎となる。

1. 先天稟賦不足

妊婦が虚弱体質だったり、妊娠中に養生が不適切だったり、あるいは栄養不足や極度の偏食があると、妊婦の気血が化生不足となり、胎児の成長・発育に影響し、先天性の腎精不足や気血の欠乏を引き起こす。

2. 後天喂養不当

小児の生理特徴は「生機蓬勃・発育迅速」（p.17参照）だが、特に「脾常不足」のため、脾胃の運化・輸布の機能が非常に弱く、加えて両親の喂養が不適切で偏食、少食だったり、離乳食の時期が不適切だったり、母乳の質量が不足していたり、病気で脾胃を損傷したりすると、気血生化の源が欠乏し、貧血を引き起こす。

3. 各種寄生虫による気血の消耗

飲食の不潔、各種寄生虫の感染、不衛生な生活習慣などによって、寄生虫の卵が体内で成虫となると、人体内の気血を消耗して、特に鉤虫症（鉤虫は線虫綱円虫目鉤虫科の寄生虫）では胃腸から直接血液を吸引されるため、貧血を引き起こす。

4. 急性・慢性出血

外傷による大出血や、長期の出血がつづくと、貧血を引き起こす。

以上の各種要因によって起こる、脾虚による運化失調による気血化生低下、腎精不足により髄の滋養が失調した陰血生成不足などが、心の気血が失養した心神不寧（不寧は不安定な状態）や、肝の陰血が失養した虚火内生を引き起こし、各種証候が現れる。

弁証論治

本病の弁証では、気血・八綱弁証と臓腑弁証を合わせて考える。本病には必ず気血虧虚、陰陽不足が存在するため、さらに病気の軽重を弁別し、臨床検査などを総合して判断すべきである。

臓腑においては、脾・腎・心・肝の相違を弁証する。食欲不振、倦怠感、無力感、大便の不調などは、病位が脾である。心悸、怔忡、不眠、語声低微などは病位が心である。めまい、かすみ目、潮熱、盗汗、爪がもろいなどは病位が肝である。腰腿痠軟、畏寒、四肢の冷え、発育遅延などは病位が腎である。

1. 脾胃虚弱証

症状：長期的な食欲不振・疲労。身体が痩せる、顔色蒼黄、唇・爪が淡白色、大便不調。舌質淡・舌苔白、脈細無力・指紋淡紅。

証候分析：本証は軽中度貧血で多くみられ、脾胃虚弱による運化失調が主な原因である。臨床では血虚の症状以外に、食欲不振、便秘か軟便、顔色蒼黄などがみられる。

治法：健運脾胃、益気養血

方薬：六君子湯『世医得効方』加減

　　　　人参・白朮・茯苓各9g、炙甘草6g、半夏4.5g、陳皮3g、生姜3枚、大棗2個

方意：処方中、人参・白朮・茯苓・炙甘草は健脾益気に、陳皮・半夏・生姜は健脾温中に働き、大棗に黄耆・当帰を加え益気養血をはかる。

食欲不振には、山楂子・穀芽・鶏内金を加え消食化積をはかる。便秘には、決明子・柏子仁・火麻仁を加え潤腸通便をはかる。軟便で水穀不化には、乾姜・呉茱萸・山薬を加え温中止瀉をはかる。腹脹には、檳榔・木香を加え行気導滞をはかる。

2. 心脾両虚証

症状：顔色萎黄(いおう)か蒼白、唇・爪が淡白色、髪が細く弱い、時にめまいやかすみ目、心悸、睡眠障害、発語が弱い、呼吸が浅い、懶言、倦怠感、疲れ、食欲不振。舌質淡紅、脈細弱・指紋淡紅。

証候分析：本証は血虚の症状以外に、脾胃虚弱との弁別では、心の失養の症状、例えばめまい、心悸、睡眠障害、発語が弱いなどの証候がみられる。

治法：補脾養心、益気生血

方薬：帰脾湯(き ひ とう)『正体類要』加減

人参6g、白朮・当帰・白茯苓・黄耆・遠志・竜眼肉・酸棗仁各3g、木香1.5g、炙甘草1g

方意：処方中、黄耆・人参・白朮・白茯苓・炙甘草は健脾益気に、当帰・竜眼肉は養心補血に、遠志・酸棗仁は寧心安神(ねいしんあんしん)に、木香は行気和中に働く。

血虚が顕著な場合は、鶏血藤・何首烏・芍薬を加え補血養血をはかる。食欲不振と軟便がある場合は、当帰の量を減らし、蒼朮・陳皮・焦山楂を加え、健脾助運をはかる。心煩や便秘がある場合は、酸棗仁を増量し、柏子仁を加え、寧心潤腸をはかる。

3. 肝腎陰虚証

症状：顔色・皮膚粘膜が蒼白色、爪色白で脆い、発育遅延、めまい、かすみ目、両頬潮紅色、潮熱、盗汗、毛髪の乾燥、四肢の震え・痙攣。舌質紅・舌苔少か剝脱、脈弦数か細数。

証候分析：「精血同源(せいけつどうげん)」のため、本証は中重度貧血によくみられる。血虚の症状が比較的重いという以外にも、めまい、かすみ目、潮熱、盗汗、爪が乾燥し脆いなど、肝腎陰虚、陰不制陽の証候が弁証の要点である。

治法：滋養肝腎、益精生血

方薬：左帰丸（さきがん）『景岳全書』加減

　　熟地黄240g、山萸肉・山薬・菟絲子・亀板膠・鹿角膠・枸杞子各120g、牛膝90g

方意：処方中、菟絲子・亀板膠・鹿角膠・牛膝は大補精血に、熟地黄・山萸肉・山薬・枸杞子は滋陰補血に働く。焦山楂子を加え、健脾助運をはかるとよい。

　　潮熱・盗汗がある場合は、地骨皮・鼈甲・白薇を加え滋陰清熱をはかる。発育遅延がみられる場合は、紫河車を加え補腎開竅をはかる。両目の乾燥やかすみ目がある場合は、石斛・夜明砂・羊肝を加え補肝明目をはかる。四肢の震えがある場合は、沙苑蒺藜・芍薬・釣藤鈎・地竜を加え養肝熄風をはかる。

4. 脾腎陽虚証

症状：顔色晄白、唇・舌・爪が蒼白、精神不振、食物の味を感じない・または軟便、発育遅延、毛髪が少なく弱々しい、四肢の冷え。舌質淡・舌苔白、脈沈細無力・指紋淡。

証候分析：本証は重症の貧血でみられ、臨床では血虚の症状以外、主に脾腎陽虚の証候がみられる。血虚が慢性化したために陰損及陽（いんそんきゅうよう）となり、精神不振、軟便、四肢の冷え、泉門の閉じが遅いなどの発育遅延がみられ、これらが弁証の鍵となる。

治法：温補脾腎、益陰養血

方薬：右帰丸（うきがん）『景岳全書』加減

　　熟地黄240g、山薬・鹿角膠・菟絲子・杜仲各120g、
　　山茱萸・枸杞子・当帰各90g、肉桂60g、附子60～180g

方意：処方中、熟地黄・山茱萸・枸杞子・菟絲子・当帰は補腎養陰に、鹿角膠・杜仲・肉桂・附子は温腎助陽に、山薬は健脾助運に働く。

　　畏寒や四肢の冷えがある場合は、熟附子を増量し温補腎陽をはかる。泉門遅閉がある場合は、亀板・竜骨・牡蛎を加え補腎壮骨をはかる。毛髪の乾燥がひどい場合は、党参・当帰を加え補血生髪をはかる。軟便がある場合は、益智仁を加え温陽止瀉をはかる。下肢にむくみがみられる場合は、茯苓・猪苓を加え利湿消腫をはかる。

第4章のポイント

■鵞口瘡

1. 定義

2. 病因病機：①心脾積熱　②虚火上浮

3. 弁証論治

　　1）心脾積熱証：治法：清心瀉脾　方薬：清熱瀉脾散加減

　　2）虚火上浮証：治法：滋陰降火　方薬：知柏地黄丸加減

■口瘡

1. 定義

2. 病因病機：①風熱乗脾　②心脾積熱　③虚火上浮

3. 弁証論治

　　1）風熱乗脾証：治法：疏風散火・清熱解毒　方薬：銀翹散加減

　　2）脾胃積熱証：治法：清熱解毒・通腑瀉火　方薬：涼膈散

　　3）心火上炎証：治法：清心涼血・瀉火解毒　方薬：瀉心導赤散加減

　　4）虚火上浮証：治法：滋陰降火・引火帰原　方薬：六味地黄丸加肉桂

■腹痛

1. 定義

2. 病因病機：①感受寒邪　②乳食積滞　③臓腑虚冷　④気滞血瘀

3. 弁証論治

　　1）寒邪内阻証：治法：温中散寒・行気止痛　方薬：養臓散加減

　　2）乳食積滞証：治法：消食導滞・行気止痛　方薬：香砂平胃散加減。

　　3）胃腸結熱証：治法：通腑泄熱・行気止痛　方薬：大承気湯加減

　　4）脾胃虚寒証：治法：温中理脾・緩急止痛
　　　　　　　　　方薬：小建中湯合理中丸加減

　　5）気滞血瘀証：治法：活血化瘀・行気止痛　方薬：少腹逐瘀湯加減

■泄瀉

1. 定義

2. 病因病機：①感受外邪　②傷于飲食　③脾胃虚弱　④脾腎陽虚

121

3. 弁証論治

　○ 常証

　1) 湿熱瀉：治法：清腸解熱・化湿止瀉　方剤：葛根黄芩黄連湯加減

　2) 風寒瀉：治法：疏表散寒・化湿和中　方剤：藿香正気散加減

　3) 傷食瀉：治法：運脾和胃・消食化滞　方剤：保和丸加減

　4) 脾虚瀉：治法：健脾益胃、化湿止瀉　方剤：参苓白朮散加減

　5) 脾腎陽虚瀉：治法：温補脾腎・固渋止瀉

　　　　　　　方剤：附子理中湯合四神丸加減

　○ 変証

　1) 気陰両傷証：治法：健脾益気・酸甘斂陰　方薬：人参烏梅湯加減

　2) 陰竭陽脱証：治法：挽陰回陽・救逆固脱

　　　　　　　方薬：生脈散合参附竜牡救逆湯加減

■積滞

1. 定義

2. 病因病機：①乳食内積　②脾虚夾積

3. 弁証論治

　1) 乳食内積証：治法：消乳化食・和中導滞

　　　　　　　方薬：乳積：消乳丸加減　食積：保和丸加減。

　2) 脾虚挾積証：治法：健脾助運・消食導滞　方薬：健脾丸加減

■疳証

1. 定義：中医小児科の四大要証（痧・痘・驚・疳）の一つである

2. 病因病機：①餵養不当　②疾病の影響　③禀賦不足

3. 弁証論治

　○ 常証

　1) 疳気：治法：調脾健運　方薬：資生健脾丸加減

　2) 疳積：治法：消積理脾　方薬：肥児丸加減

　3) 乾疳：治法：補益気血　方薬：八珍湯加減

　○ 兼証

　1) 眼疳：治法：養血柔肝・滋陰明目　方薬：石斛夜光丸加減

　2) 口疳（心疳・驚疳）：治法：清心瀉火・滋陰生津　方薬：瀉心導赤散加減

　3) 疳腫脹：治法：健脾温陽・利水消腫　方薬：防已黄耆湯合五苓散加減

■小児貧血

1. 定義

2. 病因病機：①先天稟賦不足　　　　　　②後天喂養不当
　　　　　　　③各種害虫による気血の消耗　④急性・慢性出血

3. 弁証論治

　　1）脾胃虚弱証：治法：健運脾胃・益気養血　方薬：六君子湯加減

　　2）心脾両虚証：治法：補脾養心・益気生血　方薬：帰脾湯加減

　　3）肝腎陰虚証：治法：滋養肝腎・益精生血　方薬：左帰丸加減

　　4）脾腎陽虚証：治法：温補脾腎・益陰養血　方薬：右帰丸加減

第5章 心肝病証

1 夜啼

定義

夜啼（夜泣き）とは、小児が夜になると泣き出したり、不安になったり、泣いたり止んだりをくり返したり、また毎夜決まった時間に泣き出したり、ひどいと夜通し泣き止まないものをいう。新生児・嬰児に多くみられる。

泣くことは新生児や嬰児にとって一種の生理活動である。痛み、空腹、恐怖、おしめが湿った、寒過ぎ・暑過ぎなどを泣くことで表現し、この時、不快な原因を取り除くと泣き止む場合は、夜啼ではない。本証は、嬰児が昼間に静かに寝入り、夜間に原因不明でくり返し泣き出すものである。

病因病機

本病の主な病因は脾寒、心熱（心熱夜啼）、驚恐である。

1. 脾寒

脾寒腹痛は夜啼によくある病因である。母親が虚寒証であったり、冷たいものを好んで食べていた場合、小児は禀賦不足となり、脾寒を内生する。または養生がしっかりできず、腹部を冷やしたり、冷たい乳を与えたりすると、脾陽を冷やし、気機が凝滞して**「不通則痛」**となるため、痛みで泣き出す。夜間は陰に属し、脾は「至陰の臓」であるため、陰が旺盛になれば脾寒はさらに悪化し、気機を寒滞して夜間に腹痛が起こり泣き出す。

2. 心火

母親が怒りっぽく焦りやすかったり、普段から辛いものを好んで食べたり、温熱の薬を過服したりすると、胎児に熱が鬱滞しやすい。または出産後、子供を温めすぎると火熱の気が薫灼（焼灼）し、体内に積熱して心火上炎・心神不安となり、泣き止まなくなる。心火が亢進しすぎると、陰が陽を制御できなくなり、夜間に眠れず泣き止まなくなる。一晩中泣くと陽気を消耗し、昼間に精神的に不振にな

り昼寝をしてしまう。夜間は心火が再び亢進するため、夜啼が始まり、このリズムをさらにくり返してしまう。

3. 驚恐

心は神を蔵し、驚を主る。小児は神気が虚弱で知恵も未発達なため、異様なものを見たり、変わった音を聞いたりすると、驚きや恐れを感じやすい。驚きは神を傷め、恐れは志を傷めるため、心神や神志が安定せず、不安や驚きで泣き出してしまう。

冷えて痛いと泣く、暑くて煩わしいと泣く、驚いて不安だと泣くということで、寒・熱・驚が本病の主な病因病機となる。

弁証論治

弁証では、**軽重・緩急・寒熱・虚実**の弁別を重視する。もともと原発性の疾患がない夜啼では、脾寒・心熱・驚恐に準じて弁証論治を行う。虚実・寒熱の弁別には、泣き声の強弱、泣き時間が持続する時間の長短、兼症の性質などから弁別する。

泣き声がはっきりしていて長いものは実証、低く弱く短いものは虚証である。泣き声が非常に長くつづき、緩急があるものは寒、泣き声がはっきりしていて高く、休まずにつづけて泣くものは熱である。突然発作的に泣き出すのは驚が原因である。嬰児の夜啼は実証が多く、虚証は少ない。弁証の際は弁病もしっかり行い、他病により泣き出しているものを夜啼と誤診しないよう、また病状を長引かせないように注意する。

1. 脾寒気滞証

症状：日中は安眠できるが夜になると泣き出す、泣き声は弱く低い、泣いたり泣き止んだりする、腰を丸めて眠ったりお腹をさすったりすることが好き、顔色青白、唇色淡紅、軟便、尿が透き通る。舌質淡・舌苔薄白、指紋淡紅。

証候分析：本証の多くは寒冷の邪気を受け、脾陽を損傷して寒凝気滞により発症する。夜になると泣き出す、腰を丸めて眠ったりお腹をさすったりすることが好き、軟便、尿が透き通る、顔色青白などは虚寒内生

の証候で、本証弁証の要点である。

治法：温脾散寒、行気止痛

方薬：烏薬散『小児薬証直訣』合匂気散『医宗金鑑』加減

　　烏薬散：烏薬・芍薬・香附子・高良姜 各等分

　　匂気散：陳皮・桔梗・炮姜・砂仁・木香・炙甘草・紅棗 各等分

方意：処方中、烏薬・高良姜・炮姜は温中散寒に、陳皮・砂仁・木香・香附子は行気止痛に、芍薬・炙甘草は緩急止痛に、桔梗は上行・調暢気機に働く。

　　軟便には、党参・白朮・茯苓を加え健脾益気の効能を強める。驚の症状が強い場合は、蝉退・釣藤鈎を加え祛風鎮驚の効能を強める。泣き声が微弱で先天不足、身体が痩せている場合は、附子理中湯（附子・人参・炮姜・炙甘草・白朮）を用いて温壮元陽の効能を強める。

2. 心経積熱証

症状：日中は安眠できるが夜になると泣き出す、泣き声は高い、灯りを見るとさらに激しく泣き出す、泣き顔・唇赤、イライラ、不安、身体が熱い、大便秘結、尿は色濃く短い。舌尖紅・舌苔薄黄、指紋紫。

証候分析：本証は、先天性の要素または後天性の陽盛体質により、心に熱が積滞し、神明が擾れて起こるものである。泣き声は高く、休まずにつづけて泣く、泣き顔・唇が赤いなどが弁証の要点である。

治法：清心導赤、瀉火安神

方薬：導赤散『小児薬証直訣』加減

　　生地黄・木通・生甘草各 9g、竹葉 6g

方意：処方中、生地黄は清熱涼血に、木通・竹葉は清心降火に、生甘草は瀉火清熱に働く。灯心草を加え諸薬を心経に引経する。厚着や部屋を暖めすぎたりするのは避けるように注意しなければならない。

　　便秘・イライラ・不安がある場合は、生大黄を加え瀉火除煩の効能を強める。腹部脹満や乳食の消化不良がある場合は、麦芽・莱菔子・焦山楂子を加え消食導滞の効能を強める。熱盛でイライラが強い場合は、黄連・山梔子を加え清心瀉火の効能を強める。

3. 驚恐傷神証

症状：日中は安眠できるが、夜になると突然恐いものを見たように泣き出して止まない、泣き声は高くなったり低くなったりする、発作的に驚く、顔色青または白、精神不安。舌苔正常、脈数・指紋青紫。

証候分析：本証は、小児の心神が虚弱で、さらに激しい驚恐を受けて発症する。寝ている最中に突然泣き出す、精神不安、発作的に驚くなどが弁証の要点である。

治法：鎮驚安神、補気養心

方薬：遠志丸（おんじがん）『済生方』加減

遠志・石菖蒲各60g、茯神・人参・竜歯・白茯苓各30g

方意：遠志・石菖蒲・茯神・竜歯は定驚安神に、人参・白茯苓は補気養心に働く。睡眠中、時に驚くものは、釣藤鈎・菊花を加え熄風鎮驚の効能を強める。のどに痰鳴音がある場合は、僵蚕・欝鬱金を加え化痰安神の効能を強める。また、琥珀抱竜丸（こはくほうりゅうがん）（山薬・朱砂・甘草・琥珀・天竺黄・檀香・枳殻・茯苓・胆南星・枳実・紅参）で安神化痰の効能を強めるのもよい。

2 驚風

定義

驚風とは、小児期によくみられる急性の重症の病で、臨床では抽搐（ひきつりや痙攣）、神昏を主症状としている。驚風は多くの疾病中に発症する証候の一つで、1～5歳で発病率が最も高く、1年のどの季節でも発症する。抽搐には搐・搦・掣・顫・反・引・竄・視の8つの主要な症状があり、古人は驚風八候と呼んでいる。

驚風は一般的に**急驚風**と**慢驚風**に大別される。発病が急で激しく、陽証・実証に属するものを急驚風、発病が緩慢で、虚弱体質、陰証・虚証に属するものを慢驚風と呼んでいる。慢驚風で純陰無陽の危険な証候を慢脾風とも呼ぶ。

2-1 急驚風

急驚風は**熱・痰・驚・風**の四証を備え、臨床では高熱、抽風、神昏が主要な症状で、外感時邪、内蘊湿熱、暴受驚恐（驚恐を強く受ける）により発症する。

病因病機

1. 外感時邪

時邪には六淫邪気と疫癘邪気（p.21参照）を含む。小児の皮膚は薄く弱いため衛外不固で、冬から春にかけては寒温が不順であることから風寒や風熱の邪気を感受し、邪気が口や鼻から入って肌表を襲うと、伝変しやすく、邪気の鬱滞が熱化して熱極生風を引き起こす。

あるいは、小児は元気も薄弱で、真陰が不足すると陽邪である暑邪を受けやすく、化火が速く、伝変も急激で、厥陰に内陥して肝風を引き起こす。暑邪は湿邪を挟みやすく、湿熱を蘊蒸（留まって蒸されるように熱がこもる）すると痰濁と化し、心竅を蒙蔽（蒙蔽心神）して痰動から生風を引き起こす。疫癘邪気を感受すると、発病は急で、火熱化しやすく、心包に逆伝して火極動風を引き起こす。

2. 内蘊湿熱

　飲食の不潔や、不衛生なものや毒物の誤食などにより、湿熱疫毒が腸腑に蘊結(うんけつ)し、心肝に内陥して、神明を擾乱し、下痢したり、高熱、昏迷、抽搐が止まず、ひどいと四肢厥冷(ししけつれい)、脈伏、口鼻の気息が涼(りょう)、皮下出血などを引き起こす。

3. 暴受驚恐

　小児は元気が未充で神気も虚弱なため、突然異物や怖いものを見たり聞いたりし、あるいは突然不注意で転んだりして驚恐を強く受けると、驚は気を乱し恐は気を下すため、心神を安定させることができない。軽症では神志不寧(しんしふねい)、驚惕不安(きょうてきふあん)を起こし、重症では心神失主、痰涎上壅(たんせんじょうよう)から肝風や驚厥(きょうけつ)を引き起こす。

弁証論治

○ 弁証の要点

1）表熱・裏熱の弁別

　抽搐、神昏は一過性のもので、熱が退いた後に抽搐が止むのは表熱、高熱が持続しくり返し神昏や抽搐を起こすものは裏熱である。

2）痰熱・痰火・痰濁の弁別

　神志が昏迷し、高熱・痰鳴がある場合は、痰熱上蒙清竅(たんねつじょうもうせいきょう)である。妄言や譫語があり、狂躁(きょうそう)（暴れること）が不安定なものは、痰火上擾清空(たんかじょうじょうせいくう)である。深い昏迷で目を覚まさないものは、痰濁内陥心包(たんだくないかんしんぽう)、蒙蔽心神である。

3）外風・内風の弁別

　外風は邪気が肌表にあり、清透宣解で治癒する。例えば、高熱や驚厥は一過性で、熱が退けば驚風も止む。内風は病が心肝にあり、熱・痰・風の三証を備え、抽搐や神志不清(ふせい)（不清は不明のこと）をくり返し、病状は重症である。

4）時行邪気・季節と原発疾病の弁別

　六淫邪気での発病は、春は春温(しゅんおん)が中心で、火熱が加わると高熱、抽風、神昏、嘔吐、発斑などの症状がみられる。夏は暑熱が中心で、暑邪は湿を挟みやすく心に入りやすいため、高熱と神昏の症状が中心だが抽風もみられ、つねに熱・痰・風の症状すべてを備える。もし夏に高熱、抽風、昏迷のほかに、膿血下痢を伴う場合は、湿熱疫毒が厥陰に内陥したものである。

5）軽重の弁別

一般的に、抽風発作の回数が少なく（病程中に1回）、発作の持続時間が短く（5分以内）、発作後も神志障害がない場合は軽症である。発作の回数が2回以上と比較的多く、抽搐の時間も長く、発作後に神志不清がみられる場合は重症である。特に高熱がなかなか退かず、抽風の発作をくり返す場合は、原発病を積極的に究明し、いち早く治療を行い、発作をコントロールしないと命に関わる恐れがある。

急驚風の主症は熱・痰・驚・風のため、治療は**清熱**、**豁痰**（かったん）（痰を取り除く）、**鎮驚**、**熄風**（そくふう）（風を取り除く。内風を抑える）が基本原則である。熱の症状が重い場合は清熱、痰壅（たんよう）（痰により塞がる）の場合は豁痰、驚がひどい場合は鎮驚、風が盛んな場合は熄風をまず施すようにする。しかし急驚風の熱には表熱と裏熱、痰には痰火と痰濁、風には外風と内風の区別があり、さらに驚には恐怖・驚惕（きょうてき）などの虚証と、驚く・号叫（ごうきょう）（大声で泣き叫ぶ）などの実証の区別がある。そのため、清熱には解肌透表と苦寒解毒、豁痰には芳香開竅と清心滌痰、鎮驚には平肝鎮驚と養血安神、風の病証には祛風（風邪を発散する。主に外風に用いる）と熄風の違いがある。急驚風の治療原則では熄風鎮驚の作用が重要だが、原発病の治療も軽視してはならない。主な症状を弁別し、弁証と弁病を結合して、治標・治本をともに行うことが大切である。

○ 証治分類

1. 風熱動風証

症状：発病は急、発熱、頭痛、鼻づまり、鼻水、咳嗽、のどの痛み、煩躁、神昏、驚風。舌苔薄白か薄黄、脈浮数。

証候分析：本証は5歳以下の小児に多発し、特に3歳以下に多くみられる。一般的には、まず風熱表証がみられ、すぐに発作時間が短い抽風が起こり、体温は38.5度以上に上昇する。1回熱が上がると発作が1回起こり、発作が2回起こることは少ない。

治法：疏風清熱、熄風鎮驚

方薬：銀翹散（ぎんぎょうさん）『温病条弁』加減

連翹・金銀花各30g、桔梗・薄荷・牛蒡子各18g、竹葉・荊芥穂各12g、淡豆豉・生甘草各15g

方意：処方中、金銀花・連翹・薄荷・荊芥穂・牛蒡子は疏風清熱に働く。煩躁、神昏、驚風の場合は、祛風定驚の釣藤鈎・僵蚕・蝉退などを加味する。

高熱が退かない場合は、生石膏・羚羊角粉を加え清熱熄風をはかる。のどに痰鳴がある場合は、天竺黄・瓜蔞皮を加え清化痰熱をはかる。のどの腫痛、大便秘結には、生大黄・黄芩を加え清熱瀉火をはかる。神昏や抽搐がひどい場合は、小児回春丹(牛黄・氷片・朱砂・羌活・僵蚕・天麻・防風・麝香・雄黄・胆南星・天竺黄・川貝母・全蝎・白附子・蛇含石・釣藤鉤・甘草)を用い、清熱定驚をはかる。

2. 気営両燔証

症状：主に盛夏の時期に多くみられる。発病は急、壮熱、多汗、頭痛、項強、吐き気、嘔吐、煩躁、嗜睡、抽搐、口渇、便秘。舌質紅・舌苔黄、脈弦数。病状が重い場合、高熱が退かず、抽搐をくり返し、神志昏迷がみられる。舌質紅・舌苔黄膩、脈滑数。

証候分析：本証は夏至の後に比較的多く、壮熱が退かず、頭痛・項強・抽搐・神昏に吐き気・嘔吐を伴うことが特徴である。暑熱が重い場合は、高熱、多汗、煩躁、口渇がひどいなどの症状がみられる。暑湿が重い場合は、嗜睡、神昏、吐き気、嘔吐、舌苔膩がひどいなどの症状がみられる。

治法：清気涼営、熄風開竅

方薬：清瘟敗毒飲『疫疹一得』加減

石膏36g、生地黄12g、犀角(水牛角)120g、

黄連・山梔子・桔梗・黄芩・知母・赤芍・玄参・連翹・竹葉・牡丹皮・甘草各4.5g

方意：処方中、石膏・知母・連翹・黄連・山梔子・黄芩は清気解熱に、赤芍・玄参・生地黄・犀角(水牛角)・牡丹皮は清営保津に働く。高熱、抽搐、昏迷の場合は、熄風止驚の羚羊角粉・釣藤鉤・僵蚕などを加味する。昏迷が深い場合は、牛黄清心丸(牛黄・当帰・川芎・甘草・山薬・黄芩・苦杏仁・大豆黄巻・大棗・白朮・茯苓・桔梗・防風・柴胡・阿膠・乾姜・白芍・人参・神曲・肉桂・麦門冬・白薇・蒲黄・麝香・氷片・水牛角粉・羚羊角・朱砂・雄黄)か紫雪丹(麝香・黄金・羚羊角・犀角・沈香・青木香・寒水石・石膏・滑石・磁石・玄参・升麻・丁香・朱砂・朴硝・硝石・炙甘草)を用い熄風開竅をはかる。便秘の場合は、大黄・玄明粉を加え通腑瀉熱をはかる。嘔吐には半夏・玉枢丹(山慈菇・大戟・千金子霜・五倍子・麝香・雄黄・朱砂)を加え降逆止嘔をはかる。

3. 邪陥心肝証

症状：発病は急激、高熱が退かない、煩躁、口渇、譫語、神志昏迷、抽搐をくり返す、両目上視。舌質紅・舌苔黄膩、脈数。

証候分析：疫癘邪気の感受により、発病が急で伝変も迅速である。発熱、神昏、抽搐が急速にみられるのが本証の特徴である。心への内陥が主証の場合、主に譫語や神昏がみられる。肝への内陥が主証の場合、抽風の反復がみられる。本証は驚・風の二証が主で、熱・痰の二証は重い場合と軽い場合がある。

治法：清心開竅、平肝熄風

方薬：羚角鈎藤湯（れいかくこうとうとう）『重訂通俗傷寒論』加減

　　　羚羊角粉 4.5g、桑葉 6g、貝母 12g、生地黄各 15g、
　　　釣藤鈎・菊花・茯神木・生白芍各 9g、生甘草 2.4g

方意：処方中、羚羊角粉・釣藤鈎・菊花は平肝熄風に、貝母は化痰清心に働く。神昏・抽搐が強い場合は、安宮牛黄丸（あんきゅうごおうがん）（牛黄・水牛角・鬱金・黄連・朱砂・山梔子・黄芩・雄黄・真珠・麝香・竜脳）を加え清心開竅をはかる。便秘がある場合は、大黄・蘆薈を加え通腑泄熱をはかる。頭痛が激しい場合は、石決明・竜胆草を加え平肝降火をはかる。

4. 湿熱疫毒証

症状：高熱が退かない、抽風が頻繁に起こる、神志昏迷、譫語、腹痛、嘔吐、大便粘膩か膿血が混じる。舌質紅・舌苔黄膩、脈滑数。

証候分析：本証は主に夏秋に多く、飲食の不潔や湿熱疫毒の感受により発症する。初期には高熱がみられ、つづけてすぐに神昏・抽搐の反復がみられる。早期は大便が正常なこともあるが出ないこともあり、灌腸したり、肛門内から便を採取すると膿血がみられ、その後は膿血便となる。

治法：清熱化湿、解毒熄風

方薬：黄連解毒湯（おうれんげどくとう）『肘後備急方』合白頭翁湯（はくとうおうとう）『傷寒論』加減

　　　黄連解毒湯：黄連・山梔子各 9g、黄芩・黄柏各 6g
　　　白頭翁湯：白頭翁 15g、黄柏・秦皮各 12g、黄連 6g

方意：処方中、黄連・黄芩・山梔子・黄柏は清熱瀉火解毒に、白頭翁・秦皮は清腸化湿に働く。

嘔吐・腹痛が顕著な場合は、玉枢丹(ぎょくすうたん)(山慈菇・大戟・千金子霜・五倍子・麝香・雄黄・朱砂)を加え辟穢解毒止嘔(へきわいげどくしおう)をはかる。大便に膿血が混じる場合は、生大黄の煎じ汁で灌腸し、清腸泄毒をはかる。

5. 驚恐驚風証

症状：強烈な驚恐を受けた後の驚惕不安、身体の戦慄、夜間に突然泣く。ひどいと驚厥(きょうけつ)・抽風・神志不清。大便の色が青い、不整脈、指紋紫滞。

証候分析：本証の多くは疾病初期か中期である。暑気が肺胃に迫り、気陰を消耗する。暑傷肺気が主であれば、発熱、無汗、重い多尿の症状がみられる。暑傷胃津であれば、口渇、重い多飲(たいん)の症状がみられる。

治法：鎮驚安神、平肝熄風

方薬：琥珀抱竜丸(こはくほうりゅうがん)『活幼心書』加減

琥珀・竹黄・檀香・党参・茯苓・甘草・山薬・枳殻・枳実・胆南星・朱砂・牛黄 各等分

方意：処方中、琥珀は鎮驚安神に、胆南星・竹黄は豁痰開竅(かったんかいきょう)に、党参・茯苓・山薬は健脾益気に働く。

嘔吐がある場合は、竹筎・半夏を加え降逆止嘔をはかる。睡眠中に肢体が震えたり夜泣き・不安がある場合は、磁朱丸(じしゅがん)(磁石・朱砂・神曲)を加え重鎮安神をはかる。気虚血少の場合は、黄耆・当帰・酸棗仁を加え益気養血安神をはかる。

2-2　慢驚風

慢驚風は病勢は緩慢で、抽搐は激しくなく、発作は起こったり止んだりするが、くり返し起こり治癒しづらい。昏迷や癱瘓(たんたん)(麻痺や半身不随)を伴う。

病因病機

1. 脾胃虚弱

激しい嘔吐や、ほかの病気による発汗や排泄の過多により、中焦を損傷して脾胃が虚弱になる。脾土の虚弱は、相剋関係にある脾虚肝旺を引き起こし、肝亢化

風により慢驚風を発症する。

2. 脾腎陽衰

先天の不足により脾胃が虚弱で、さらに吐瀉をくり返したり、あるいは誤って寒涼薬を服用したりすると、陽気を損傷し、脾陽が微弱となって陰寒が内盛となり、筋脈を温煦(おんく)できず、時に抽搐を起こす慢脾風証となる。

3. 陰虚風動

急驚風の誤治や治療の遅延、あるいは温熱病後期に陰液を消耗し、肝腎の精血が不足すると陰虚内熱が起こり、筋脈を焼灼して虚風内動にいたり、慢驚風を発症する。

総じて、慢驚風を起こす小児の体質は多くは虚弱で、もともと脾胃虚弱や脾腎陽虚があり、脾虚肝亢や虚極生風にいたる場合が多い。このほか、急驚風発症後、邪気を駆逐できず、肝腎陰虚から虚風内動を起こす場合もある。病位は肝・脾・腎にあり、性質は虚証が主であるが、虚中挟実証もよくみられる。

弁証論治

慢驚風は病程が比較的長く、発病は緩慢で、神昏・抽搐の症状も比較的軽く、手指の震え程度のこともある。主に虚証に属し、さらに脾・肝・腎や陰・陽におよぶ。

脾胃虚弱の場合は、精神萎靡(いび)、嗜睡、食欲がない、軟便、抽搐は激しくない、発作が時に起こり時に止むなどがみられる。脾腎陽虚の場合は、精神萎靡、昏睡、顔色が白く艶がない、四肢厥冷、手足の震えなどがみられる。肝腎陰虚の場合は、微熱、虚煩、五心煩熱、肢体の痙攣・強直、抽搐が時に重く時に軽い、舌質紅絳、少津がみられる。

慢驚風は一般的には虚証に属するため、虚寒証か虚熱証に区別され、治療原則では**補虚治本**を主に、**温中健脾、温陽散寒、育陰潜陽、柔肝熄風**(じゅうかんそくふう)などよく行われている治療法を併用する。

1. 脾虚肝亢証

症状：精神萎靡、嗜睡、顔色萎黄、食欲不振、軟便で便の色は青緑を帯びる、時に腸鳴、四肢が温まらない、抽搐は激しくない、発作が不定期に起こったり止んだりする。舌質淡・舌苔白、脈沈弱。

証候分析：本病は脾胃虚弱が主となる。嬰児・幼児に多発し、発病初期は精神萎靡、顔色が萎黄、嗜睡などがみられる。つづいて脾虚から肝旺を抑制できず動風が起こり、程度の軽い抽搐をくり返す症状がみられる。一般的に高熱を伴わないことが急驚風との鑑別点である。

治法：温中健脾、緩肝理脾

方薬：緩肝理脾湯『医宗金鑑』加減

桂枝・人参・白茯苓・芍薬・白朮・陳皮・山薬・扁豆・炙甘草・煨姜・大棗 各等分

方意：処方中、人参・白朮・白茯苓・炙甘草は健脾益気に、芍薬は柔肝止痙に、煨姜・桂枝は温運脾陽に働く。

頻繁な抽搐がみられる場合は、天麻・蜈蚣を加え熄風止痙をはかる。食欲不振の場合は、焦神曲・焦山楂・砂仁を加え開胃消食をはかる。四肢が温まらず軟便がひどい場合は、附子理中湯（附子・人参・白朮・乾姜・炙甘草）に変え温中散寒、健脾益気をはかる。

2. 脾腎陽衰証

症状：精神萎靡、嗜睡、顔色が白く艶がない、口鼻の気息が冷、額に汗がある、四肢厥冷、尿清、軟便、手足の震え。舌質淡・舌苔薄白、脈沈微。

証候分析：本病は暴瀉や久瀉の後に起こり、体内の陽気が衰微して発病する虚極の証である。陽虚が極まって内風が生じる慢脾風証に属する。臨床では、上述の陽気虚衰証の症状のほか、心悸、息切れや、脈微細など、危険な症候もみられる。

治法：温補脾腎、回陽救逆

方薬：固真湯『証治準縄』合逐寒蕩驚湯『福幼編』加減

固真湯：人参・附子・茯苓・白朮各7.5g、山薬・黄耆・肉桂・甘草各6g

逐寒蕩驚湯：胡椒・炮姜・肉桂各3g、灶心土90g

方意：処方中、人参・白朮・山薬・茯苓・黄耆・甘草は健脾補腎に、附子・肉桂・炮姜は温補元陽に働く。

多汗がみられる場合は、竜骨・牡蠣・五味子を加え収斂止汗をはかる。吐き気・嘔吐がみられる場合は、呉茱萸・半夏を加え温中降逆止嘔をはかる。

慢驚風の脾腎陽衰証は亡陽欲脱の証であるため、症状すべてが備わっていなくても益気回陽固脱の中薬を投与する。重篤な症状であるため、投薬時期には十分に注意する。

3. 陰虚風動証

症状：精神疲弊、憔悴感(しょうすいかん)、顔色萎黄か時に潮紅、虚煩、微熱、五心煩熱、発汗しやすい、便秘、肢体痙攣、抽搐は時に重く時に軽い。舌質紅絳少津・舌苔少か無苔、脈細数。

証候分析：本証の多くは急驚風の後に多発する。痰熱が陰津を焼灼し、筋脈が失養するため、抽搐発作をくり返し、微熱、舌質紅絳・舌苔少、脈細数などがみられる。患児の中には、筋脈が失養して肢体活動に障害が起こったり、麻痺してしまう場合もある。

治法：育陰潜陽、滋腎養肝

方薬：大定風珠(だいていふうしゅ)『温病条弁』加減

　　　生白芍・生地黄・麦門冬各 18g、阿膠 9g、

　　　生亀板・生牡蠣・鼈甲・炙甘草各 12g、麻子仁・五味子各 6g、鶏子黄 2 個

方意：処方中、生白芍・生地黄・麻子仁・五味子・鶏子黄は滋陰養血に、生亀板・生牡蠣・鼈甲は潜陽熄風に働く。

日哺潮熱(にっぽちょうねつ)（日哺は午後 3～5 時）がある場合は、地骨皮・銀柴胡・青蒿を加え清熱除蒸をはかる。抽搐が止まらないものは、天麻・烏梢蛇を加え熄風止痙をはかる。多汗がひどい場合は、黄耆・浮小麦を加え固表止汗をはかる。肢体の麻痺や活動障害がみられる場合は、赤芍・川芎・地竜を加え活血通絡をはかる。筋脈の拘急(こうきゅう)や屈伸不利などがみられる場合は、黄耆・党参・鶏血藤・桑枝を加え益気養血通絡をはかる。

第5章のポイント

■夜啼

1. 定義
2. 病因病機：①脾寒　②心火　③驚恐
3. 弁証論治

　　1）脾寒気滞証：治法：温脾散寒・行気止痛　方薬：烏薬散合匀気散加減

　　2）心経積熱証：治法：清心導赤・瀉火安神　方薬：導赤散加減

　　3）驚恐傷神証：治法：鎮驚安神・補気養心　方薬：遠志丸加減

■驚風

1. 定義：搐・搦・掣・顫・反・引・竄・視の8種

　■急驚風

　　痰・熱・驚・風の四証を備え、臨床では高熱・抽風・神昏が主要症状。外感時邪・内蘊湿熱・暴受驚恐により発症する

2. 病因病機：①外感時邪　②内蘊湿熱　③暴受驚恐
3. 弁証論治

○ 弁証の要点：①表熱・裏熱　②痰熱・痰火・痰濁　③外風・内風
　　　　　　　④時行邪気・季節と原発疾病　⑤弁軽重

○ 証治分類：

1）風熱動風証：治法：疏風清熱・熄風鎮驚　方薬：銀翹散加減

2）気営両燔証：治法：清気涼営・熄風開竅　方薬：清瘟敗毒飲加減

3）邪陥心肝証：治法：清心開竅・平肝熄風　方薬：羚角鈎藤湯加減

4）湿熱疫毒証：治法：清熱化湿・解毒熄風
　　　　　　方薬：黄連解毒湯合白頭翁湯加減

5）驚恐驚風証：治法：鎮驚安神・平肝熄風　方薬：琥珀抱竜丸加減

　■慢驚風

　　病程が比較的長く、発病は緩慢、神昏・抽搐の症状も比較的軽い。弁証は主に虚証に属し、さらに脾・肝・腎や陰・陽に及ぶ

2. 病因病機：①脾胃虚弱　②脾腎陽衰　③陰虚風動

3．弁証論治

1）脾虚肝亢証：治法：温中健脾・緩肝理脾　方薬：緩肝理脾湯加減

2）脾腎陽衰証：治法：温補脾腎・回陽救逆

　　　　　　　方薬：固真湯合逐寒蕩驚湯加減

3）陰虚風動証：治法：育陰潜陽・滋腎養肝　方薬：大定風珠加減

第6章 腎系病証

1 小児水腫

定義

小児水腫とは、皮膚のむくみと尿量減少の症状をいう。中医学の「水腫」の範疇になるが、多くは**陰水**となる。その本は肺・脾・腎三臓の虚弱で、特に**脾腎虧虚**が主な要因となる腎系の病証である。

現代医学のネフローゼ症候群、腎炎に相当する。さまざまな病因により引き起こされる症候群で、大量の蛋白尿、低蛋白血症、高脂血症、水腫が主要な特徴である。**2～8歳**までの小児によくみられ、中でも2～5歳の発病率が高い。男の子のほうが女の子よりもかかりやすい。腎病の多くは予後良好だが、病状が長引いたりくり返したりすると、予後はあまりよくない。

病因病機

本病の主な原因は、小児の**禀賦不足**や**久病体虚**から外邪が侵入し、**肺脾腎三臓の虧虚**となることである。本病の主要な発病機序は、肺脾腎三臓の機能が虚弱になり、気化・運化・封蔵（封固蔵閉。貯蔵する・隠すの意）の機能を失調し、精微を外泄して水液が停留することである。

1. 肺脾腎の虧虚

人体の正常な水液代謝、水穀精微の輸布（運んで分散する）、封蔵は、主に肺の通暢作用、脾の転輸作用、腎の開闔（開閉）作用の働きによるところが大きく、三焦・膀胱の気化作用で完成する。肺脾腎の三臓が虚弱になり機能が失調すると、「**水精四布**（水液、精微を四肢〈全身〉に輸送すること）」が失調する。水液の輸布が失調し、肌膚に氾濫すると水腫となる。精微を輸布・封蔵できずに下泄すると、蛋白尿がみられる。**腎病の本は脾腎にあるが、標は肺にある。**

2. 諸邪を交互に患う

外感・水湿・湿熱・瘀血・湿濁は腎病の発症・進行を促し、肺脾腎の虚弱と相

互に因果関係をもつ。

　もし肺脾腎三臓の気虚で衛気が外を固められず、**外邪**を感受し、外邪がさらに肺脾腎を傷めると水液代謝障害が起こり、病状をくり返す。**水湿**は病程の中で一貫して現れる病理産物で、気機の運行を傷害し、また陽を傷めたり熱化したりして**瘀血**を形成する。水湿の内停は鬱滞すると熱化し、**湿熱**を形成する。さらに長期的に補陽辛熱の食薬を過量に摂取すると助火・生熱に働き、外邪熱毒の侵入を招きやすい。湿熱が長引くと排出しづらくなり、病状が長引いたりくり返したりして治癒しづらくなる。

　腎病では精が化気・化津できず、水停では気滞が悪化し、気滞は血瘀を引き起こす。「血の不利は水と為す」（『金匱要略』水気病脈症并治篇）とあるように、血瘀は気滞をさらに悪化させ、気化が不利になると水腫が悪化する。水腫が長期的に治癒しないとさらに気機を壅塞（ようそく）して水道が不利となり、湿濁を処理できず水毒が貯留していく。

　『景岳全書』腫脹篇に「水気の異常を弁証する際、その陰陽を弁証しなければならない」とある。腎病の病変は肺腎気虚と脾腎陽虚が主となるが、病気の長期化、くり返しの発症、長期的なステロイドの使用などで、陽病が陰におよび、肝の滋養を失調すると、肝腎陰虚や気陰両虚の証が現れることがある。

　まとめると、**腎病の病因病機は、内傷・外感・関係臓腑・気血・陰陽と関係が深い。病気の本は正気虚弱、標は邪実蘊鬱で、本虚標実・虚実錯雑の病証に属している**。

弁証論治

　腎病の弁証では、まず**本証**と**標証**を区別した後に、**虚実**を重点的に弁別する。

　腎病の本証は**正虚**で、**肺脾気虚・脾腎陽虚・肝腎陰虚・気陰両虚**がある。腎病の病変は**初期・水腫期・回復期**ともに陽虚・気虚が多く、難治性の病例では、病気の長期化、くり返しの発症、長期的なステロイドの使用から、陽虚から陰虚や気陰両虚に転じることがある。つまり陽虚が病気の始まりであるといえる。

　腎病の標証は**邪実**で、**外感・水湿・湿熱・血瘀・湿濁**がある。臨床では外感・湿熱・瘀血がよくみられ、水湿は水腫期が顕著な時に、湿濁は病状の重い晩期にみられる。

　腎病の発病と進行の過程で、本虚と標実は相互に影響しあい作用しあう。正虚

では外邪を感受したり、湿を生じたり、熱化したり、瘀血になったりと邪実になりやすく、いわゆる「因虚致実」である。邪実がさらに進行していくと、臓腑の機能を損傷しやすくなり正気はさらに虚となる。そして虚実・寒熱が錯雑し、病状をくり返したり、長引かせたりと難治性の病例特有の状態となる。

腎病は病程により標本虚実の主客が異なるため、正虚・標実・虚実并重（正虚と邪実に同じように重きがあること）を見きわめる必要がある。一般的に水腫期は本虚と標実を兼ね、水腫が消退後は本虚が中心となる。

腎病の治療は扶正培本（ふせいばいほん）（補益により本虚を補う治療法）**が中心で、益気健脾補腎、調理陰陽を重視する**。同時に**宣肺・利水・清熱・化瘀・化湿・降濁**など、祛邪法を用い、その標を治療する。具体的な治療では、各段階の矛盾を解決していく必要がある。例えば、水腫や外邪湿熱など邪実が強く現れている場合、「急であればその標を治す」の原則通り、まず祛邪を行うが、水腫や外邪が軽減してきたら、扶正祛邪に則り、標本兼治につづけて補虚扶正を重視していく。つまり、虚実や標本、緩急に従い、扶正と祛邪の強弱をコントロールしていく。

中薬治療だけで効果が現れにくい場合、必要な西洋医薬を配合する総合治療が必要となる。腎病の重症で**水凌心肺**（すいりょうしんぱい）（水湿邪気が心肺を犯す）や**邪侵心肝・湿濁毒邪**の内閉証が現れた時は、西洋薬の救急治療も必要である。

○ 本証

1. 肺脾気虚証

症状：全身の浮腫、顔や目が特にひどい。尿量減少、顔色白、身体が重だるい、息切れ、力が入らない、消化不良、軟便、自汗、かぜを引きやすい、喘息、咳嗽。舌質淡胖大、脈虚弱。

証候分析：本証は外感邪気が誘発し、頭面部の浮腫が顕著で、自汗、かぜを引きやすい、消化不良、軟便、息切れ、力が入らないなどが特徴的な症状である。軽症では浮腫はなく、自汗がありかぜを引きやすい。本証は病程の初期で、ホルモン維持治療の段階である。

治法：益気健脾、宣肺利水

方薬：防已黄耆湯（ぼういおうぎとう）『金匱要略』合五苓散（ごれいさん）『傷寒論』加減

防已黄耆湯：防已 30g、甘草 15g、白朮 22.5g、黄耆 37.5g、生姜 4 片、大棗 1 個

五苓散：沢瀉 15g、茯苓・猪苓・白朮各 9g、桂枝 6g

方意：処方中、黄耆・白朮・甘草は健脾益気、茯苓・猪苓・沢瀉・防已は健脾利水、桂枝は温陽化気行水に働く。

浮腫が顕著であれば、五皮飲(ごひいん)（桑白皮・大腹皮・茯苓皮・陳皮・生姜皮）や生姜皮・陳皮・大腹皮を加え利水行気の効能を強める。喘息や咳嗽が顕著な場合は、麻黄・杏仁・桔梗を加え宣肺止咳の効能を強める。自汗がありかぜを引きやすい場合は、黄耆を増量し、防風・牡蠣を加える。腰背の痠痛(さんつう)（だるく痛む）がある場合は、腎気虚の証候のため、五味子・菟絲子・肉蓯蓉などを加え滋腎気の効能を強める。

2. 脾腎陽虚証

症状：全身の浮腫が顕著、押すと深く沈んで戻りが遅い、腰部・腹部・下半身がひどい。顔色白で艶がない、畏寒、四肢の冷え、疲れ、倦怠感、排尿困難・尿量少、胸水・腹水を伴うことがある、食欲不振、軟便、吐き気、嘔吐。舌質淡胖大・歯痕・舌苔白滑、脈沈細無力。

証候分析：本証は大量の蛋白尿が持続的に出て、病状は重い。臨床では、ひどい浮腫、顔色が白く艶がない、畏寒、四肢の冷え、排尿困難で尿量などが弁証の要点となる。脾陽虚がひどい場合は腹脹・食欲不振・下痢などが、腎陽虚がひどい場合は冷え・顔色が白く艶がない・疲れ・倦怠感などが顕著にみられる。

治法：温腎健脾、化気行水

方薬：腎陽虚がひどい場合、真武湯(しんぶとう)『傷寒論』合黄耆桂枝五物湯(おうぎけいしごもつとう)『金匱要略』加減

脾陽虚がひどい場合、実脾飲(じっぴいん)加減

真武湯：茯苓・芍薬・生姜・附子各9g、白朮6g

黄耆桂枝五物湯：黄耆・芍薬・桂枝各9g、生姜18g、大棗12個

実脾飲：厚朴・白朮・木瓜・木香・草果仁・大腹皮・附子・茯苓・乾姜各30g、甘草15g

方意：腎陽虚の場合、附子・生姜は温補脾腎に、黄耆・白朮・茯苓は益気健脾利水に、桂枝・猪苓・沢瀉は通陽化気行水に働く。

実脾飲加減では、附子・乾姜は温補脾腎に、黄耆・白朮・茯苓は健脾益気・淡滲利湿に、木香・草果仁・厚朴は行気導滞・化湿行水に働く。

腎陽虚の重症には、仙霊脾（淫羊藿）・仙茅根・巴戟天・杜仲などを加え、

温腎陽の働きを強める。

水湿が重症の場合は、五苓散（茯苓・猪苓・白朮・桂枝・沢瀉）を加え、桂枝・猪苓・沢瀉等で通陽利水の効能を強める。咳嗽・胸満・喘息で横になれない場合は、已椒藶黄丸（防已・椒目・葶藶子・大黄）を加え防已・椒目・葶藶子等で瀉肺利水の効能を強める。腹水を伴う場合は、牽牛子・帯皮檳榔を加え行気逐水の効能を強める。また真武湯の温陽利水と同時に、木香・檳榔子・大腹皮・陳皮・沈香などを加え、気化を助け、利尿作用を増強する。

3. 肝腎陰虚証

症状：浮腫、頭痛、めまい、イライラ、口・のどの乾燥、五心煩熱、顔色潮紅、眼が乾燥してはっきり見えない、痤瘡（ニキビ）、不眠、多汗。舌質紅・舌苔少、脈弦細数。

証候分析：本証は、もともと陰虚体質で、温燥薬や利尿薬を過度に用いたり、また多量のホルモン治療を行ったために水腫が出たりすることがある。臨床では、頭痛、めまい、イライラ、五心煩熱、口やのどの乾燥、舌質紅・舌苔少などの特徴がみられる。

肝陰虚に偏っている場合は、頭痛、めまい、イライラ、目の乾燥などがみられる。腎陰虚に偏っている場合は、口やのどの乾燥、五心煩熱、顔色潮紅がみられ、陰虚火旺では痤瘡、不眠、多汗などがみられる。

治法：滋陰補腎、平肝潜陽

方薬：知柏地黄丸『医宗金鑑』加減

熟地黄 24g、山薬・山茱萸各 12g、沢瀉・牡丹皮・茯苓各 9g、知母・黄柏各 6g

方意：処方中、熟地黄・山薬・山茱萸は滋補肝脾腎で本治に、沢瀉・牡丹皮・茯苓は滲湿濁・清虚熱で標治に、知母・黄柏は滋陰清熱瀉火に働く。

肝陰虚に偏っている場合は、沙参・沙苑子・菊花・夏枯草を加え養肝平肝の効能を強める。腎陰虚に偏っている場合は、枸杞子・五味子・天門冬を加え滋陰補腎の効能を強める。陰虚火旺の場合は、生地黄・知母・黄柏を増量して滋陰降火の効能を強める。水腫がある場合は、車前子を加え利水の効能を強める。

4. 気陰両虚証

症状：顔色に艶がない、疲労、無気力、発汗、かぜを引きやすい、浮腫、めまい、耳鳴り、口とのどの乾き、あるいは長期ののどの痛み、咽部暗紅、五心煩熱。舌質稍紅・舌苔少、脈細弱。

証候分析：本証は、病程が長くくり返し発症し、またはホルモン剤を何度も長期的に使用し、水腫は顕著ではないことが特徴である。本証の気虚とは脾気虚のことで、陰虚は腎陰虚のことである。発汗、くり返しかぜを引く、疲労、無気力などは気虚の特徴である。陰虚では、めまい、耳鳴り、口やのどの乾燥あるいは長期の咽痛、咽部暗紅、五心煩熱が特徴的な症状になる。このほか、ホルモン剤を減薬中に陰虚から陽虚に転じた場合、疲労、無気力、顔色蒼白、呼吸微弱、懶言、口・のどの乾燥、めまい、耳鳴りなどがみられ、舌質は紅から淡へ転化する。陰陽両虚証がみられる場合は重証に陥りやすく注意が必要である。

治法：益気養陰、化湿清熱

方薬：六味地黄丸（ろくみじおうがん）『小児薬証直訣』加黄耆（おうぎ）

　　　生地黄24g、山茱萸・山薬各12g、沢瀉・牡丹皮・茯苓各9g

方意：処方中、黄耆・生地黄・山茱萸・山薬は益気養陰に、沢瀉・牡丹皮・茯苓は健脾利湿清熱に働く。

　　　気虚が強くみられる場合は、黄耆を増量し、党参・白朮を加え、益気健脾の効能を強める。陰虚に偏っている場合は、玄参・牛膝・麦門冬・枸杞子を加え養陰の効能を強める。陰陽両虚がみられる場合は、仙霊脾（淫羊藿）・肉蓯蓉・菟絲子・巴戟天など益気温腎の食薬を加え、陰陽併補の効能を強める。

○ 標証

1. 外感風邪証

症状：発熱、悪風、無汗か発汗、頭と身体の疼痛、鼻水、咳嗽、喘息、のどの痛み、扁桃腺腫痛。舌苔薄、脈浮。

証候分析：本病は腎病の各段階でみられるが、特に急性発病初期に多い。気虚で衛表を固摂（こせつ）できず、またはステロイドや細胞毒性のある免疫抑制剤を長期で使用したりすると、免疫力や衛外機能が低下するため、

かぜを引きやすい。臨床では、風寒と風熱を弁別する必要がある。

風寒証は、発熱、悪風・悪寒、無汗、頭と身体の疼痛、稀薄な鼻水、白痰。舌質淡・舌苔薄白、脈浮緊が特徴である。

風熱証では、発熱、発汗、口渇、咽紅、黄色い濁った鼻水、舌質紅、脈浮数が特徴になる。

喘息で痰鳴がある場合は、風邪閉肺証に属する。

治法：外感風寒は辛温宣肺祛風

外感風熱は辛涼宣肺祛風

方薬：外感風寒は麻黄湯（まおうとう）『傷寒論』加減

外感風熱は銀翹散（ぎんぎょうさん）『温病条弁』加減

麻黄湯：麻黄9g、桂枝・杏仁各6g、甘草3g

銀翹散：金銀花・連翹各30g、薄荷・桔梗・牛蒡子各18g、

甘草・淡豆豉各15g、荊芥穂・竹葉各12g

方意：麻黄湯の処方中、麻黄・桂枝・杏仁は発汗祛風・宣肺利水に働く。

銀翹散の処方中、金銀花・連翹・牛蒡子は辛涼透表・清熱解毒に、薄荷・荊芥穂・桔梗は疏風透表・宣肺瀉熱に働く。

外感風寒・外感風熱のいずれの場合も、水腫がある場合は、五苓散（茯苓・猪苓・沢瀉・白朮・桂枝）を加え宣肺利水の効能を強める。扁桃腺腫痛がある場合は、板藍根・山豆根・冬凌草を加え清熱利咽の効能を強める。

風寒閉肺では、小青竜湯（しょうせいりゅうとう）（麻黄・芍薬・細辛・乾姜・炙甘草・桂枝・五味子・半夏）か射干麻黄湯（やかんまおうとう）（射干・麻黄・半夏・生姜・細辛・紫菀・款冬花・大棗・五味子）加減を用い、散寒宣肺の効能を強める。風熱閉肺では、麻杏甘石湯（まきょうかんせきとう）（麻黄・杏仁・甘草・石膏）加減を用い、清熱宣肺の効能を強める。

2. 水湿証

症状：全身浮腫、ひどいと皮膚に光沢が現れる。腹水（腹腔の積水）があり、腸に水が溜まりグルグルと腹部が鳴る。胸悶・息切れ・心下部の痞満・喘息（これらは胸水の症状）。尿量少。脈沈。

証候分析：本証は中程度以上の水腫、腹水や胸水が特徴である。本証は触診や叩診、胸腹部のエコーやX線検査で診断できる。水臌（すいこ）（腹水）は脾腎肝、懸飲（けんいん）（胸水）は肺脾が影響している。

治法：一般的には主証治法を行う。水臌、懸飲があるものは短期的に補気健脾・

　　　　逐水消腫法を用いる。
方薬：防已黄耆湯『金匱要略』合已椒藶黄丸『金匱要略』加減

　　　防已黄耆湯：防已 30g、甘草 15g、白朮 22.5g、黄耆 37.5g、生姜 4 片、
　　　　大棗 1 個

　　　已椒藶黄丸：防已・椒目・葶藶子・大黄各 50g

方意：処方中、黄耆・白朮は益気健脾・利湿消腫に、防已・椒目は祛風利水に、葶藶子・大黄は瀉肺逐水に働く。

　　脘腹脹満には、大腹皮・厚朴・莱菔子・檳榔子を加え行気除脹の効能を強める。胸悶、息切れ、喘息がある場合は、麻黄・杏仁・蘇子・生姜皮・桑白皮を加え宣肺降気利水の効能を強める。水臌、懸飲、胸悶、腹脹、大小便不利がある場合は、短期的に甘遂・牽牛子を用い、攻逐水飲の効能を強める。

3. 湿熱証

症状：皮膚の膿疱瘡・癤腫・瘡瘍・丹毒などがみられる。口粘・口苦・口の乾きで飲みたくない、胸悶、食欲不振。頻尿、尿量少、排尿時の灼熱痛・刺痛、尿色濃く混濁。小腹部墜脹感（重苦しい感覚）、腰痛、悪寒、発熱、便秘。舌質紅・舌苔黄膩、脈滑数。

証候分析：湿熱は小児腎病で最も多い兼証で、多くは長期的なホルモン治療や大量の温陽薬を用いた後にみられる。臨床上は上焦・中焦・下焦の湿熱に分類される。上焦湿熱は皮膚瘡毒（急性・化膿性の皮膚病）が特徴である。中焦湿熱は口粘・口苦、胸悶、食欲不振、舌苔黄膩が主症状である。下焦湿熱は頻尿、尿量は少ない、排尿痛、小腹部墜脹感が特徴である。また下焦湿熱の軽症では主だった症状はみられないが、尿検査では白血球・膿細胞が増加し、尿の細菌培養検査においても陽性となる。

治法：上焦湿熱：清熱解毒

　　　中焦湿熱：清熱解毒・化濁利湿

　　　下焦湿熱：清熱利湿

方薬：上焦湿熱：五味消毒飲『医宗金鑑』加減

　　　　　　　金銀花 15g、野菊花・蒲公英・紫花地丁・紫背天葵各 6g

　　　中焦湿熱：甘露消毒丹『医効秘伝』加減

飛滑石 450g、黄芩 300g、茵蔯蒿 330g、菖蒲 180g、

川貝母・木通各 150g、藿香・連翹・白蔲仁・薄荷・射干各 120g

下焦湿熱：八正散（はっせいさん）『太平恵民和剤局方』加減

萹蓄・瞿麦・木通・車前子・滑石・大黄・山梔子・甘草梢・灯心草 各3〜6g

方意：五味消毒飲は、五味を合わせて清熱解毒に働く。

甘露消毒丹の飛滑石・黄芩・茵蔯蒿は清熱利湿・瀉火解毒に、藿香・白蔲仁は行気暢中利湿に働く。

八正散の木通・車前子・萹蓄・滑石は清熱利湿通淋に、大黄・山梔子は清熱瀉火に働く。

4. 血瘀証

症状：顔色・目の下紫暗、皮膚に光沢がなくガサガサしている、紫紋がある、腰痛、脇下の癥瘕（ちょうか）・積聚（せきしゅう）。唇紫暗、舌質紫暗、舌に瘀点・瘀斑、舌苔薄白、脈弦渋。

証候分析：血瘀も腎病総合症によくみられる標証で、難治病例やホルモン長期治療後に現れ、顔色が紫暗、唇も暗く、舌質紫で瘀点・瘀斑があることが特徴である。しかし、このような証候がみられないこともあり、長期に血尿が出たり、血液検査などで疑わしい状態であれば血瘀証で弁証する。

治法：活血化瘀

方薬：桃紅四物湯（とうこうしもつとう）『医宗金鑑』加減

生地黄・芍薬・当帰各 12g、川芎・桃仁各 6g、紅花 3g

方意：本処方の六味は活血化瘀に働く。

尿血がある場合は、仙鶴草・蒲黄炭・旱蓮草・茜草・三七を加え止血の効能を強める。瘀血がひどい場合は、水蛭・三棱・莪朮を加え活血破血の効能を強める。血中コレステロールが高い場合は、痰瘀の治療を行い、沢瀉・瓜蔞・半夏・胆南星・山楂子を加え、化痰活血の効能を強める。気持ちが抑鬱的で、胸脇脹満・げっぷ・しゃっくりなどの気滞血瘀の症状がある場合は、鬱金・陳皮・大腹皮・木香・厚朴を加え、行気活血の効能を強める。

5. 湿濁証

症状：食欲不振、吐き気、嘔吐、身体が重くだるい、精神萎靡(いび)、水腫が悪化。舌苔厚膩。血中尿素窒素（BUN）やクレアチニンの上昇。

証候分析：本証の多くは水腫が長引いて治癒せず、水湿が浸漬(しんし)して脾腎が衰弱し、水毒を貯留するために湿濁水毒の邪気が上逆して起こる。臨床では、吐き気、嘔吐、食欲不振、身体が重くだるい、精神萎靡、血中尿素窒素（BUN）やクレアチニンの上昇が弁証の要点となる。

治法：利湿降濁

方薬：温胆湯(うんたんとう)『世医得効方』加減

半夏・竹茹・枳実各60g、陳皮90g、甘草30g、茯苓45g、生姜5片、大棗1個

方意：処方中、半夏・陳皮・茯苓・生姜は燥湿健脾に、竹茹・枳実は行気利湿降濁に働く。

嘔吐が頻繁であれば、代赭石・旋覆花を加え降逆止嘔の効能を強める。舌苔黄膩、口苦、口臭のある湿濁化熱であれば、黄連・黄芩・大黄を加え解毒燥湿泄濁の効能を強める。四肢の冷え、倦怠感、舌質淡胖大など湿濁偏寒がある場合は、党参・附子片・呉茱萸・姜汁黄連・砂仁などを加え、寒温併用で温中清熱の効能を強める。湿邪に偏っていて舌苔白膩であれば、蒼朮・厚朴・生薏苡仁を加え燥湿平胃の効能を強める。

2　遺尿

定義

　遺尿とは3歳以上の小児が、睡眠中気がつかないうちに尿を漏らし、目覚めた後に気づくという病症である。正常な小児は1歳以後、昼間は次第に尿を自制できるようになり、経脈が旺盛になるとともに気血・臓腑が充実し、知識も豊富になって、夜間でも次第に排尿をコントロールする能力が備わっていく。3歳以後に夜間の排尿が自制できず、つねにおねしょをしてしまう場合は、尿床・遺尿症とも呼ばれる。10歳以下の小児に多くみられる。

　子供の夜尿症にはしばしば腰椎分離症を伴うことがあり、弁証により六味丸や八味丸がよく使われる。中医薬により夜尿症だけではなく腰椎分離症（腰椎骨の連続性が途絶した状態で、遺伝性により腰椎が弱く、発生的に分離している。疲労骨折のこともある）も完治した例が報告されており、子供の年齢が低いほど治療効果は高い。

病因病機

　遺尿の多くは**膀胱と腎**の機能失調が関係しており、中でも腎気不足・膀胱虚寒が多くみられる。

1. 腎気不足

　腎は先天で、二便を主（つかさど）る。膀胱は尿液の蓄積を主り、腎と表裏関係にある。尿液が膀胱に蓄積され、漏れ出ないようにするには腎気の固摂（こせつ）作用が、また尿液を体外へ排出するには腎の通利作用が関係している。腎のこの2つの働きを**開闔（かいごう）作用**と呼んでいる。腎の開闔は主に腎の気化作用で調節されており、腎気不足になると下焦虚寒から気化機能・封蔵（ふうぞう）作用が失調し、水道を調節できず遺尿となる。先天の腎気不足、虚寒体質、隠性脊椎披裂（いんせいせきついひれつ）などが原因となる。

2. 肺脾気虚

　肺は津液の敷布（ふふ）を主り、脾は水湿の運化を主る。肺・脾は共同で正常な水液代

謝を維持している。肺脾気虚で水道の調節作用が失調すると「上虚で下を制御できない」といわれる。『雑病源流犀燭』遺溺篇に「肺虚であれば気化の主が不能となり、遺溺（遺尿）がつづく」とある。そのため、この証は外感の感受、哮喘の頻発、喂養不当、虚弱体質などの小児によくみられる。

3. 心腎不交

遺尿の症状のある小児の多くは眠りが深く、なかなか目を覚まさなかったり、起きても神志が朦朧としているため、夢の中でおねしょをしてしまう。これは「心の神明を主る」働きと関係が深い。心（火）と腎（水）の交通が失調し、夢と現実が入り乱れておねしょをしてしまうか、起きたくても起きられず気づいたら漏らしていることが多い。

4. 肝経鬱熱

肝は疏泄を主り、肝の経脈は陰部を循環している。肝経に鬱熱があると疏泄作用が失調し、または湿熱が膀胱に下注するため遺尿となる。『証治滙補』遺尿篇では「遺尿で熱を挟むものは膀胱の火邪が妄動し、水が安定せず漏れ出てしまう」とある。

この他、習慣の観点から問題がある場合もある。例えば夜間にトイレに行く習慣を教えられていなかったり、3歳以後も紙おむつをつけていたりすると遺尿は治らない。

弁証論治

本病は**虚実・寒熱**を重視する。虚寒証が比較的多く、実熱証は少ない。虚寒証では、病程は長く、体質が弱く、尿は頻繁で清長、舌質淡・舌苔薄滑・歯痕がある・舌体胖大、顔色白、疲れ、食欲不振、無気力、四肢の冷え、自汗、軟便、くり返し風邪をひくなどがみられる。実熱証は病程は短く、体質は壮実で、尿量は少なく黄色い、舌質紅・舌苔黄、顔・唇が紅い、性格急躁（焦り）、額に汗が多い、睡眠が不安定、便秘などがみられる。

温補下元、固摂膀胱が治療原則で、温腎陽・益脾気・補肺気・醒心神・固膀胱等を採用し、稀に瀉肝清熱を用いる。

1. 腎気不足証

症状：睡眠時の遺尿、尿量多い、一夜に1～数回遺尿、小便清長。顔色に艶がない、精神疲労、無気力、知力・発育不良、四肢の冷え。舌質淡・舌苔白滑、脈沈無力。

証候分析：本証の特徴は遺尿が長引き、回数も多く、虚寒症状があることである。腎は二便を主り、膀胱と表裏関係にある。腎気が虚弱になると命門の火が不足になり、下元（下焦にある元気）が虚寒となって水道を守れず、数回遺尿する、また小便清長がみられる。

治法：温補腎陽、固渋膀胱

方薬：菟絲子散『医宗必読』加減

菟絲子・鶏内金・肉蓯蓉各60g、牡蠣・附子・五味子各30g

方意：処方中、菟絲子・肉蓯蓉・附子は温補腎陽で膀胱を温め、五味子・牡蠣は滋腎斂陰で縮小便に働く。

眠りが深く目覚めないものには、炙麻黄を加え醒神（開竅）の効能を強める。鬱熱がある場合は、山梔子・黄柏を加え清裏熱の効能を強める。

2. 肺脾気虚証

症状：睡眠時の遺尿、昼間は排尿回数・尿量多い。よくかぜを引く、顔色に艶がない、精神疲労、無気力、食欲不振、大便溏薄（便溏）。舌質淡紅・舌苔薄白、脈沈無力。

証候分析：本証は肺気不足で膀胱の固摂作用が弱く、上虚で下が制約できないため、夜間の遺尿、昼間は頻尿がみられる。肺脾の気虚では生化の源が渇望し、気血が不足し、衛外不固となるため虚弱諸症がみられる。

治法：補肺益脾、固渋膀胱

方薬：補中益気湯『脾胃論』合縮泉丸『校注婦人良方』加減

補中益気湯：黄耆15～30g、人参・白朮・当帰各9g、柴胡・升麻各3g、陳皮・炙甘草各6g

縮泉丸：山薬・益智仁・烏薬 各等分

方意：処方中、人参・黄耆・白朮・炙甘草は補気に、陳皮は理気に、当帰は養血に、柴胡・升麻は升提中気に、山薬・益智仁・烏薬は温脾固渋に働く。肺脾の気を補うと膀胱の固摂が十分に働き、遺尿は自然に治る。

眠りの深いものには、炙麻黄・石菖蒲を加え宣肺醒神の効能を強める。

裏熱を兼ねる場合は、焦山梔子を加え、清心火の効能を強める。食欲不振には、焦山楂子・焦神曲を加え開胃消食の効能を強める。

3. 心腎不交証

症状：夢の中で遺尿。睡眠が不安定、イライラ、昼間はよく動く、五心煩熱、身体が痩せる。舌質紅・舌苔薄少津、脈沈細数。

証候分析：昼間に遊びすぎると夜間に遺尿する。心火が旺盛のため睡眠が不安定でイライラがあり、腎陰虚のため五心煩熱、舌質紅・舌苔薄少津がみられる。水火が不済で心腎が交通せず、膀胱を制約できず遺尿となる。

治法：清心滋腎、安神固脬（こほう）

方薬：交泰丸（こうたいがん）『韓氏医通』合導赤散（どうせきさん）『小児薬証直訣』加減

　　交泰丸：黄連 15g、肉桂 1.5g
　　導赤散：生地黄・木通・生甘草梢各 9g、竹葉 6g

方意：導赤散の四味は清心火に、交泰丸の二味は交泰心腎に働く。腎水と心火を調節して陰平陽秘となれば遺尿は治癒する。

陰陽失調で夢の中で遺尿するものは、桂枝加竜骨牡蠣湯（桂枝・芍薬・甘草・大棗・生姜・竜骨・牡蠣）を用い、陰陽の調和・潜陽摂陰（せんようせついん）の効能を強めるとよい。

4. 肝経湿熱証

症状：睡眠時の遺尿、尿黄で臭いが強い（ツンとする）、排尿回数・尿量少ない、急躁（きゅうそう）、怒りやすい、夢と現実が入り乱れて夜間歯ぎしりする、顔面紅潮で目も赤い。唇紅、舌質紅・舌苔黄膩、脈滑数。

証候分析：本病は肝経に湿熱が鬱滞し、膀胱に迫るために発症する。尿は黄色で臭いが強くてツンとする、排尿回数と尿量は少ない、夜間歯ぎしりする、急躁、目が赤いなどが弁証の要点となる。

治法：清熱利湿、瀉肝止遺（しゃかんしい）

方薬：竜胆瀉肝湯（りゅうたんしゃかんとう）『太平恵民和剤局方』加減

　　沢瀉 12g、黄芩・山梔子・車前子・生地黄各 9g、
　　竜胆草・木通・柴胡・甘草各 6g、当帰 3g

方意：処方中、黄芩・山梔子・竜胆草・生地黄・柴胡は瀉肝清熱に、沢瀉・木

通は利湿泄熱に、甘草は調和諸薬に働く。

睡眠が不安定で歯ぎしりや夢が顕著な場合は、黄連温胆湯(おうれんうんたんとう)（黄連・半夏・陳皮・炙甘草・竹筎・枳実・生姜）を用い、清胆和胃・理気化痰の効能を強める。

3 五遅・五軟・五硬・解顱

定義

五遅・五軟・五硬・解顱とは、小児の成長・発育障害の病症のことである。

五遅とは、立遅（立てない）、行遅（歩けない）、語遅（しゃべれない）、髪遅（髪が生えない）、歯遅（歯が生えない）の5つである。

五軟とは、頭項軟（首が弱い）、口軟（口が弱い）、手軟（手が弱い）、足軟（足が弱い）、筋肉軟（筋肉が弱い）の5つである。

五硬とは、項硬・口硬・手硬・足硬・筋肉硬という小児によくみられる疾患で、各器官が冷えて硬くなるものある。

解顱とは、小児が一定年齢になっても泉門が閉じず、頭縫が開いて泉門が大きかったり、泉門部がやや隆起したりする病気のことをいう。

五遅・五軟は単独で現れる場合も、同時に現れる場合もある。五硬の症状は五軟と反対で、頭項・胸腹部・腰背部は硬くなり、四肢と体の冷えを伴う。本病は先天の禀賦不足、後天の養護失調により起こり、症状が軽く、治療が適切であれば、後天の養護失調が原因のものは健康を回復できる。もし、症状が複雑で病程も長く、先天禀賦不足による場合は、往々にして予後はよくない。

現代医学のクル病、脳発育不全、脳性小児麻痺、知力低下などに相当する。

病因病機

これらの病機は、**正虚**と**邪実**の両面が考えられる。正虚とは五臓の不足、気血の虚弱、精髄の不十分などで、邪実とは痰瘀が心経脳絡（心の脈管、経絡、脳）を阻滞し、心脳・神明を失養するために起こる。

腎は骨を、肝は筋を、脾は筋肉を主る。人が立って歩けるのは、筋骨・筋肉の協調運動が必要である。もし、肝脾腎の三臓が不足し筋骨・筋肉が失養すると、立遅・行遅が現れる。頭項部が軟弱で無力では頭を持ち上げられない。手が軟弱で下垂していると手を握れない。足が軟弱で無力だと歩くことができない。

また歯は骨の余りなので、腎精不足であれば歯遅が現れる。髪は血の余りで腎

の苗なので、腎気が不足し血虚があれば髪遅が現れる。言葉は心の声で脳は髄の海なので、心気や腎気、髄海が不足すると語遅や知力の未発達がみられる。

脾は口に開竅して筋肉を主るため、脾気が不足すると、口軟、咀嚼困難、筋肉が軟弱・無力などがみられる。産傷（出産による損傷）や外傷で起こる五遅・五軟は脳髄を損傷して脳絡に瘀阻ができ、また熱病後に痰火が上擾（上部を擾すこと）し痰濁が清竅（目・鼻など頭部の竅のこと。転じて頭部のこと）を阻滞して不通になると、心脳・神明を失養し、肢体活動に支障が現れる。痰濁・瘀血が心経・脳絡を阻滞して心竅が詰まり、神識が不明になると、知力低下や脳性麻痺が起こる。

1. 先天的素因

父母の精血が虚損していたり、または母親が妊娠期にしっかり養生できなかったり、衣食住や精神的要素、服薬などで注意を怠ると、胎児に遺伝して胎児の元気を損傷する。また高齢出産や薬による中絶の失敗などがあると、胎児の先天の精気が不十分で脳髄が充たされず、臓気が虚弱で筋骨・筋肉が養えないため発症する。

2. 後天的素因

難産、産傷、頭蓋内出血、胎盤の早期剥離、臍帯が首に巻きつく、生後の養生が不適切で中毒や窒息を起こす、温熱病後高熱や痙攣からの脳髄損傷、乳食不足、哺養失調などは脾胃を虧損し、気血が虚弱となり精髄が不十分となるため成長・発育障害が起こる。また、その他の原因として、寒邪の侵入で血流が悪くなることもあげられる。

3. 各病証の病因病機

1）五遅

五遅は、小児の成長・発育が遅れる疾患である。

五遅の原因は、先天不足、肝腎虚損、後天の失養、気血虚弱や、家族歴、難産などがあげられる。腎は骨を主り髄を生じ、成長・発育の本である。また歯は骨の余りで、髄が養われないと歯が出遅れたり、肝腎虚損であれば、骨は弱く筋は軟弱になるため、五遅症状が現れる。

2）五軟

五軟は、小児の発育の遅れや知力の発達不良を伴うことが特徴となる。

	五遅	五軟	五硬	解顱
症状	立遅：立つことの遅れ 行遅：歩くことの遅れ 髪遅：髪の伸びるのが遅れる 歯遅：歯が生えるのが遅れる 語遅：話せるのが遅れ	頭項軟：頭蓋骨・頸項が軟弱 口　軟：口が軟弱 手　軟：手が軟弱 足　軟：足が軟弱 筋肉軟：筋肉が軟弱	頭項硬：頭項が硬い 口　硬：口が硬い 手　硬：手が硬い 足　硬：足が硬い 筋肉硬：筋肉が硬い	顱縫解開、泉門不閉の状態。 叩くと空洞感があり、目玉が下垂、白目が多い
病因病機	虚弱体質 → 肝腎不足 　　　　気血虧損	虚弱体質 栄養失調 多病重病 → 脾胃虧損 　　　　気血虚弱 　　　　筋骨・ 　　　　筋肉失養	虚弱体質 寒邪侵入 → 陽気不運 　　　　気血凝滞 　　　　風邪の侵入	腎気虧損 → 髄海不足 陰虚陽亢 → 肝風上壅 脾虚水汜 → 水湿・ 　　　　　痰飲上汜 熱毒壅滞 → 気血不利

①頭項軟

五軟の１つで、天柱骨倒（頭が下に向いて起き上がれない症状）ともいわれる。頸椎が軟弱で力がないこと。

②口軟

口唇は脾の主るところである。小児の乳食不足によって、脾胃が気虚となり、唇色が淡白で、咀嚼できず、時に清涎を流すものをいう。

③手軟・足軟

四肢は脾に属しており、脾胃・肝腎が虚弱だと、手と足は軟らかく無力となる。

④筋肉軟

脾は筋肉を主り、脾が虚弱であれば筋肉は軟弱で、形体は痩弱する。

3）五硬

原因は先天不足の小児が、過度な寒冷の環境で生活したり、熱が過度に発散されたりすることで、体温が低下したりし、むくみを伴う場合もある。寒邪によって陽気の運行が悪くなり、血流も阻滞され体を温めることができず、冷えて硬くなる。

4）解顱

新生児の頭蓋骨は最初 **7** つにわかれているが、これらの骨の骨化が不十分なため隙間ができており、これを「**泉門**」と呼んでいる。**大泉門**は生後 9 ～ 10 ヵ月までは増大、その後縮小して、生後 9 ～ 16 ヵ月で閉じはじめ、頭皮上から触知できなくなる。完全に閉鎖するのは個人差はあるがおよそ **2 歳 3 ～ 4 ヵ月**である。

解顱の原因は脾腎気虚で、髄海が不足すると泉門の閉じるのが遅れてしまう。

また、肝陽上亢、熱毒壅塞のため脳髄が犯され、解顱となる。

弁証論治

○ 弁証の要点

1）弁臓腑

立遅・行遅・歯遅・頭項軟・手軟・足軟は主に**肝腎不足**が原因で、語遅・髪遅・筋肉軟・口軟は主に心脾不足が原因である。脳性麻痺、知力低下は、痰濁・瘀血が心経・脳絡を阻滞するために起こる。

2）弁病因

遺伝変性を含む肉眼で検査できる脳病や原因不明の先天要素、染色体異常などは先天不足に起因し、病位は**肝・腎・脳髄**に多くみられる。代謝・営養要素が原因の場合、多くは脾に関係している。不適切な生活環境、社会的・心理的な問題など精神要素を含む場合は、心・肝に起因することが多い。感染・中毒・損傷・物理的要素などは、**痰濁・瘀血**によるところが多い。

3）弁軽重

五遅・五軟のうち1つや2つの病症しかみられないものは病状が軽い。五遅・五軟が併存して、脳性麻痺、重度の知力低下、癲癇(てんかん)などがみられる場合は重篤である。

○ 治療原則

五遅・五軟・解顱の多くは**虚証**のため、**補法**が治療の大原則になる。
脳の発育不全は主に肝腎両虚に属し、補養肝腎、益精填髄(えきせいてんずい)が適する。脳性麻痺、知力低下は主に**心脾両虚**が原因のため、**健脾養心、益智開竅(えきちかいきょう)** が適する。難産、外傷、中毒、温熱病後などが原因の場合は、**痰濁・瘀血**の阻滞によることが多く、**滌痰(じょうたん)化瘀(かお)、通絡開竅**を原則とする。肝腎両虚に痰瘀阻滞を兼ねたり、心脾両虚に痰瘀阻滞を兼ねたりする場合があるため、軽重を判断したうえでの正確な弁証と用薬の選択が必要になる。

本病はできるだけ早期に治療を行うことが望ましいため、有効な方剤を丸剤・散剤・膏剤などにして、半年を1クールとし2～3クールは服用させ、同時に鍼灸、推拿(すいな)、機能訓練など、総合的な措置を行うと治療効果も高まる。

五硬は陽気の衰弱か寒凝血渋が原因であるため益気温陽、活血通絡を主とする。

○ 証治分類

1. 肝腎虧損証

症状：筋骨が軟弱、発育が遅い、座る・立つ・歩く・歯が生えることがほかの子供に比べ明らかに遅い、頭項軟、天柱骨倒、頭が大きく四角い、目が生き生きしていない、反応が遅い、泉門の開きが大きい、驚きやすい、夜間の不安感、手足の熱感、筋肉がぴくぴくと痙攣する。舌質淡か紅、舌苔少、脈沈細無力・指紋淡。

証候分析：肝腎不足で筋骨に栄養が行き届かず、筋骨や歯が年齢通りに成長しないため、運動機能の遅延、頭が大きく四角い、泉門が寛大などがみられる。多くは大脳の発育不全、知力の低下、甲状腺機能低下、大脳白質営養不良など、退行性脳病や出産後の脳損傷などにみられる。五遅・五軟・解顱によくみられる病証である。

治法：補腎填髄、養肝強筋

方薬：加味六味地黄丸『医宗金鑑』
／知柏地黄丸『医宗金鑑』または三甲復脈湯『温病条弁』

加味六味地黄丸：熟地黄・山萸肉各30g、山薬・茯苓各24g、
　　　　　　　沢瀉・牡丹皮・五加皮各15g、炙鹿茸9g、麝香1.5g

知柏地黄湯：熟地黄24g、山萸肉12g、山薬12g、
　　　　　　茯苓・沢瀉・牡丹皮各9g、知母・黄柏各6g

三甲復脈湯：炙甘草・生地黄・生白芍各18g、阿膠・麻子仁各9g、
　　　　　　麦門冬・生牡蠣各15g、生亀板30、生鼈甲24g

方意：処方中、熟地黄・山茱萸は滋養肝腎、炙鹿茸は温腎益精、五加皮は強筋壮骨、山薬は健脾益気、茯苓・沢瀉は健脾滲湿、牡丹皮は涼血活血、麝香は活血開竅に働く。

また三甲復脈湯、六味地黄丸に知母・黄柏を加えて、清熱効果を高め、不安・手足の熱感を緩和する。滋陰潜陽の生牡蠣、生亀板、生鼈甲を加えると、滋陰熄風の効果もあり、驚きやすい、夜間の不安感、手足の熱感、筋肉の痙攣を緩和する。**歯遅**には、紫河車・何首烏・竜骨・牡蠣を加え補腎生歯の効能を強める。**立遅・行遅**には、牛膝・杜仲・桑寄生を加え補腎強筋壮骨の効能を強める。**頭項軟**には、鎖陽・枸杞子・菟絲子・巴戟天を加え補養肝腎の効能を強める。驚きやすく夜間の不安感が強い場合は、丹参・遠志を加え養心安神の効能を強める。頭が大きく四角く、

下肢が湾曲している場合は、珍珠母・竜骨を加え強筋壮骨の効能を強める

2. 心血不足証

症状：精神呆滞、語遅、髪遅（毛髪が少ない、髪色が薄い）、食欲不振、便秘。舌苔少・剥脱。

証候分析：心は血を主り、神明を養い、言は心の声である。心血虚では精神不振、血が髪に栄養を与えられないため、髪遅となる。血虚のため心気が虚弱なために語遅となる。五遅・五軟によくみられる病証である。

治法：補心養血

方薬：菖蒲丸『普済方』

人参・石菖蒲・麦門冬（去心）・遠志・川芎・当帰各6g、

乳香・朱砂粉末各3g

方意：処方中、人参・当帰は益気補血に、川芎は活血調血に、麦門冬は養陰養心生脈に、朱砂・遠志・石菖蒲は開竅益智に働く。

3. 心脾両虚証

症状：語遅、ぼうっとしている、知力の低下、髪遅（毛髪が少ない、髪色が薄い）、手軟、足軟、筋肉軟、涎が多い、吸引力や咀嚼力が弱い、弄舌、食欲不振、便秘。舌質淡胖大・舌苔少、脈細緩・指紋色淡。

証候分析：心は神明を主り、言は心の声である。心気が虚弱なために語遅、ぼうっとしている、知力の低下がみられる。心は血を主り、脾は生血を主る。髪は血の余りであり心脾両虚では血が髪に営養を与えられないため、髪遅（頭髪の成長が遅い、髪色が薄い）となる。脾は筋肉と四肢を主り、口に開竅する。精微を摂取し気血を化生するが、脾虚であれば生化の源が不足するため、手軟・足軟となり動きも悪く、筋肉軟で無力感がある。弄舌は心虚で知力低下の証候である。本証の多くは、久病や虚弱体質、代謝性疾病や脳炎の後遺症でみられる。五軟・解顱によくみられる病証である。

治法：健脾養心、補益気血

方薬：調元散『活幼心書』加減

山薬15g、

人参・白茯苓・白朮・茯神・熟地黄・生地黄・当帰・白芍・黄耆各7.5g、

　　　　　川芎・甘草（炙）各9g、石菖蒲6g
　方意：処方中、人参・黄耆・白朮・山薬・白茯苓・甘草は益気健脾に、当帰・熟地黄・白芍・川芎は補血養心に、石菖蒲は開竅益智に働く。
　　　　語遅、知力低下には、遠志・鬱金を加え解鬱開竅の効能を強める。髪遅でなかなか髪が伸びない場合は、何首烏・肉蓯蓉を加え養血益腎生髪の効能を強める。手軟・足軟には、桂枝を加え温通経絡の効能を強める。涎が多い場合は、益智仁を加え温脾益腎固摂の効能を強める。気虚陽衰では、肉桂・附子を加え温壮元陽の効能を強める。脈弱無力には、五味子・麦門冬を加え養陰生脈の効能を強める。

4. 脾腎両虚証（陽気虚衰証）

　症状：頭項軟（頭項部が軟弱、頭が下に向いて起き上がらない）、口軟（吸引力・咀嚼力が弱い、涎が多い）、手軟、足軟、筋肉軟（握ることができない）、立遅、解顱。頭が大きく首が細い、目が生き生きしていない、精神呆滞、唇色薄い。ひどくなると顔色㿠白、全身が冷えて横になり動かなくなる、下痢。舌質淡、舌苔少。
　証候分析：脾は筋肉と四肢を主り、口に開竅する。精微を摂取し気血を化生するが、脾虚であれば生化の源が不足するため、四肢が軟弱で手足の動きが悪い、筋肉も軟弱で無力、口の動きが鈍くなる症状がある。脾腎気虚、髄海が不足すると泉門の閉じが遅れてしまう。ひどくなると陽気が体を温煦できず、冷えの症状も生じる。五軟・五硬・解顱によくみられる病証である。
　治法：健脾補腎、益気温陽
　方薬：補腎地黄丸『医宗金鑑』合補中益気湯『脾胃論』／参附湯『世医得効方』／五苓散『傷寒論』
　　　　補腎地黄丸：山薬・山茱肉・熟地黄各15g、鹿角・牛膝各12g、
　　　　　　　　　　牡丹皮・茯苓各9g、沢瀉6g
　　　　補中益気湯：黄耆18g、白朮・炙甘草各9g、人参・陳皮・升麻・柴胡各6g、
　　　　　　　　　　当帰3g
　　　　参附湯：人参12g、附子9g
　　　　五苓散：沢瀉15g、茯苓・猪苓・白朮各9g、桂枝6g
　方意：処方中、重用する沢瀉は腎・膀胱に直に達し、甘淡で利水滲湿に働く。

茯苓・猪苓は淡滲で利水滲湿の効能を強める。白朮は茯苓と配合することで健脾・運化水湿に働く。桂枝を配伍し温陽化気により利水を助ける。全体で甘淡滲利、温陽化気に働き、脾腎虚弱により生じる水湿を尿から排出させる。

基本的に補腎地黄丸と補中益気湯を合わせて加減して用いる。陽虚で冷えの症状が強い場合は参附湯を、下痢がひどい場合は五苓散を加えて用いる。

5. 痰瘀阻滞証

症状：知力の低下と語遅、反応が遅い、意識がはっきりしない、動作が不自由、嚥下(えんげ)困難、痰涎(たんせん)が多い、痰鳴、関節のこわばり、筋肉軟、癲癇発作。舌体胖大で瘀点・瘀斑がある、舌苔膩、脈沈渋滑・指紋暗滞。

証候分析：中毒性脳病の後遺症や先天性脳欠陥では、痰湿が内盛で清竅を塞ぐため、知力の低下、痰鳴音がみられる。頭蓋骨の損傷や外傷がある場合、初期の症状は顕著ではないが、日が経つと血が鬱滞しするため、焦躁、突然叫ぶ、知力の低下、嘔吐などがみられる。これは痰湿や瘀血が脳を阻滞し、気血の運行が不暢となり脳を養えないために起こる。舌体上に瘀斑や瘀点があり、脈沈渋などはすべて痰瘀阻滞の証候である。五遅、五軟によくみられる病証である。

治法：滌痰開竅、活血通絡

方薬：通竅活血湯(つうきょうかっけつとう)『医林改錯』合二陳湯(にちんとう)『太平恵民和剤局方』加減

　　通竅活血湯：桃仁・紅花各 9g、川芎・赤芍・生姜・葱白各 3g、大棗 5g、麝香 0.15g、黄酒適量

　　二陳湯：半夏・陳皮各 15g、茯苓 9g、炙甘草 4.5g（原方には生姜 7 片、烏梅 1 個がある）

方意：処方中、半夏・陳皮・茯苓は滌痰開竅に、桃仁・紅花・川芎・赤芍・麝香は活血通絡に働く。

心肝火旺で驚き叫ぶ症状や抽搐がみられる場合は、黄連・竜胆草・羚羊角粉を加え清心平肝の効能を強める。便秘では、生大黄を加え通腑滌痰の効能を強める。焦躁がある場合は、亀板・天麻・生牡蠣を加え潜陽熄風の効能を強める。

6. 寒凝血渋証

症状：四肢厥冷、全身が低温状態。皮膚、特に下肢・臀部・上肢・顔の皮膚が硬くなり、色は青紫か腫れで赤みがある。舌・唇色青紫。

証候分析：寒邪の侵入によって、気血を阻滞し運行が不暢となり、体を温めたり、養うことができなくなり起こる。五硬によくみられる病証である。

治法：温経通絡

方薬：当帰四逆湯（とうきしぎゃくとう）『傷寒論』加減

当帰12g、桂枝・芍薬各9g、炙甘草・通草各6g、細辛3g、大棗8個

方意：本方の組成は、桂枝湯から生姜を去り、大棗を倍量にして、当帰・細辛・通草を加えている。

処方中、当帰は甘温で養血和血に、桂枝は辛温で温経散寒・温通血脈に働く。細辛は温経散寒で桂枝の温通経脈の働きを助け、芍薬は養血和営で当帰の補益営血を助ける。通草は通経脈で血行を調暢（ちょうちょう）する。炙甘草・大棗は益気健脾養血で、大棗は当帰・芍薬と合わせることで、桂枝・細辛の激しい辛燥作用によって陰血が消耗することを防いでいる。甘草は調和薬性に働く。全体で温経散寒、養血通脈の効能を発揮する。

7. 熱毒壅滞証

症状：解顱（閉じた泉門が開き、膨らみ張っている）。頭部の血管が怒張、目が下に向く、頭痛、口の乾き、顔色・唇が赤い、尿量少、便秘。

証候分析：火熱邪気が侵入して脳を攻め、閉じた泉門が開き、気血の流れが乱れ、血管が張ってしまう。精気の上昇を阻滞され、頭痛が起こり目が下に向く。裏熱内盛で津液を消耗し、顔色・唇が赤い、小便が少ない、便秘の症状が現れる。解顱によくみられる病証である。

治法：清熱通絡

方薬：犀地清絡飲（さいじせいらくいん）『重訂通俗傷寒論』加減

犀地清絡飲：犀角汁20cc、竹瀝水60cc、菖蒲汁10cc、生姜汁2滴、連翹・赤芍各4.5g、生地黄24g、牡丹皮6g、桃仁9粒

方意：処方中、犀角は清営解毒に、生地黄は清熱涼血に、赤芍・牡丹皮は活血散瘀に働く。全体で清熱解毒、和血通絡の働きがあり、熱を冷ましてから火を消し、経絡が通じると、瘀血も解消する。

第6章のポイント

■小児水腫

1. 定義
2. 病因病機：①肺脾腎の虧虚　②諸邪を交互に患う

　　外感・水湿・湿熱・瘀血・湿濁は、腎病の発症・進行のもととなり、肺脾腎の虚弱と相互に因果関係を持つ

3. 弁証論治

　○ 本証

　1）肺脾気虚証：治法：益気健脾・宣肺利水

　　　　　　　　方薬：防已黄耆湯合五苓散加減

　2）脾腎陽虚証：治法：温腎健脾・化気行水

　　　　　　　　方薬：腎陽虚：真武湯合黄耆桂枝五物湯加減

　　　　　　　　　　　脾陽虚：実脾飲加減

　3）肝腎陰虚証：治法：滋陰補腎・平肝潜陽　　方薬：知柏地黄丸加減

　4）気陰両虚証：治法：益気養陰・化湿清熱　　方薬：六味地黄丸加黄耆

　○ 標証

　1）外感風邪証：治法：外感風寒：辛温宣肺祛風　　方薬：麻黄湯加減

　　　　　　　　　　　外感風熱：辛涼宣肺祛風　　方薬：銀翹散加減

　2）水湿証：治法：補気健脾・逐水消腫

　　　　　　方薬：防已黄耆湯合己椒藶黄丸加減

　3）湿熱証：治法：上焦湿熱：清熱解毒　　方薬：五味消毒飲加減

　　　　　　　　　中焦湿熱：清熱解毒・化濁利湿　方薬：甘露消毒丹加減

　　　　　　　　　下焦湿熱：清熱利湿　　方薬：八正散加減

　4）血瘀証：治法：活血化瘀　　方薬：桃紅四物湯加減

　5）湿濁証：治法：利湿降濁　　方薬：温胆湯加減

■遺尿

1. 定義
2. 病因病機：①腎気不足　②肺脾気虚　③心腎不交　④肝経鬱熱

3. 弁証論治

   1）肺脾気虚証：治法：補肺益脾・固渋膀胱

             方薬：補中益気湯合縮泉丸加減

   2）腎気不足証：治法：温補腎陽・固渋膀胱　　方薬：菟絲子散加減

   3）心腎失交証：治法：清心滋腎・安神固脬　　方薬：交泰丸合導赤散加減

   4）肝経湿熱証：治法：清熱利湿・瀉肝止遺　　方薬：竜胆瀉肝湯加減

■五遅・五軟・五硬・解顱

1. **定義**：五遅とは　五軟とは　五硬とは　解顱とは
2. **病因病機**：①先天因素　②後天因素　③各病証の病因病機
3. **弁証論治**

   ○ 弁証の要点：①弁臓腑　②弁病因　③弁軽重

   ○ 治療原則：補法が大原則

   ○ 証治分類

   1）肝腎虧損証：治法：補腎填髄・養肝強筋

             方薬：加味六味地黄丸か知柏地黄湯＋三甲復脈湯

   2）心血不足証：治法：補心養血　　方薬：菖蒲丸

   3）心脾両虚証：治法：健脾養心・補益気血　　方薬：調元散加減

   4）脾腎両虚証：治法：健脾補腎・益気温陽

    （陽気虚衰証）方薬：補腎地黄丸合補中益気湯

            　＋参附湯または五苓散

   5）痰瘀阻滞証：治法：滌痰開竅・活血通絡

             方薬：通竅活血湯合二陳湯加減

   6）寒凝血渋証：治法：温経通絡　　方薬：当帰四逆湯加減

   7）熱毒壅滞証：治法：清熱通絡　　方薬：犀地清絡飲加減

第7章 伝染病

1 麻疹

定義

麻疹とは、麻疹ウイルスを感受したことで引き起こされる急性出疹性伝染病の一種である。臨床では発熱、悪寒、咳、のどの疼痛、鼻づまり、鼻水、涙、全身に「**胡麻大**」の赤い発疹があり、皮疹の消退後に皮膚に鱗屑と色素沈着が残ることを特徴とする。

中国の南部では本病を「痧」「痧疹」と呼び、北部では「疹子」と呼んでいる。麻疹は1年中、四季を通して発病するが、**主に冬・春に流行しやすい感染性の強い伝染病である**。6ヵ月以上5歳までの幼児の発病率が高く、1回発病すると**終身免疫**となる。麻疹は適切な治療や養生を行い、疹点が予測された期日通りに透疹（透発、発疹）すれば、予後は良好である。しかし、麻疹の重症は危険な証候を呼び起こし、ひどいと命にも関わる。

麻疹は古代の**中医小児科の四大要証（痧・痘・驚・疳）の一つ**で、小児の健康に大きな影響をもたらす。1960年代以降、予防接種により発病率は明らかに低下して、本病の大流行をコントロールできるようになった。近年では非典型的な麻疹の病例が増加しているが、症状は軽く病程は短く、重証・逆証は少なく、発病年齢は年々上がっている。しかし、麻疹の予防接種を受けていなかったり、麻疹にかかったことのない子供が典型的な麻疹にかかる病例があり、注意が必要である。

病因病機

麻疹の原因は、**麻疹時邪**（麻疹ウイルス、季節性の疫癘邪気）の外感で、主要病位は**肺脾**である。肺は皮毛を主り、鼻に開竅するため、麻疹時邪が肺衛に侵入すると正気と邪気の抗争が起こり、肺の宣発・粛降作用を失調する。そのため、麻疹初期の症状は感冒によく似ている。

また、脾は筋肉と統血を主り、四肢に合する。麻疹時邪が肺衛から侵入し表から裏へ入ると、正気と邪気の抗争が起こり、脾の働きを阻滞する。すると邪気を外側へ排出しようと肌表から邪毒を排泄するため、皮疹は全身におよぶ。透疹後、

発疹とともに毒邪を排泄すると、麻疹は次第に退き熱が去り、回復に向かう。これは麻疹の順証である。

麻疹時邪
⇩
肺衛を侵す → 肺気不宣 ― 発熱・くしゃみ・鼻水・咳 ― 正邪相争 ⇒ 疹前期（初熱）　⎫
⇩　　　　　　　　　　　　　　　　　　　　　　　　　　　　　　　　　　　　　⎬ 順証
脾に侵入 ― 発疹 → 頭顔面 → 体・四肢 ― 正気が邪気を駆逐 ⇒ 出疹期　　　　　⎪
⇩　　　　　　　　　　　　　　　　　　　　　　　　　　　　　　　　　　　　　⎭
邪随疹収 ― 発疹が消失 ― 熱去津傷 ⇒ 疹回期（回復）

しかし、邪毒の勢いが強かったり、もともと正気不足だったり、治療や養生が不適切だったりすると、順調に発疹せず、臓腑に侵入して内陥し、逆証・険証（危険な病証、重症）となり、命に関わることにもつながる。

例えば麻疹時邪が内伝（体内・裏に伝わる）したり、他邪も肺に侵入してきたりすると、津液を焼き尽くして痰が形成され、痰熱が旺盛になって肺気を鬱滞し、肺炎喘嗽を引き起こす。麻疹時邪の熱邪が旺盛で痰とともに咽喉を犯すと、急喉瘖症（咽喉腫痛、びらん、声嗄れ、咳声が犬の吠声のよう、呼吸困難など）を引き起こす。麻疹邪毒が旺盛で、正気が邪毒に勝てず厥陰経に内陥すると、心包を蒙蔽（閉阻）して肝風を引導し、邪陥心肝の変証となる。

弁証論治

麻疹の弁証は主に**順証・逆証**を弁別し、その後順証ではさらに表裏を、逆証では臓腑を弁別し、疾病の軽重や予後を把握するようにする。

順証では、**初熱期**（発熱初期）に麻疹時邪は表にあり、体温は38℃くらいまで上がり、微汗、イライラするが眠れる、咳嗽があり咳の声ははっきりしているなどの症状を伴う。**涙が出て光を嫌い**、口腔内奥歯付近に**麻疹粘膜斑**がみられる。発熱後3日ほどで時邪は表から裏に入り、正気と邪気の抗争が起こり**発疹**が始まる。

発疹期の発熱は潮のようで、体温は39〜40℃に達し、イライラ、咳嗽、痰があり、**麻毒は汗とともに透疹していく**。

皮疹は**耳の後ろ、髪の生え際**から、次第に**頭面部・頸部**へと広がっていき、その後急速に**胸・背・腹部・四肢**に、そして最後に**手のひらや足の裏、鼻先部**に疹点が現れる。疹点の色沢は紅で分布は全体的、**疹点の多くは3日以内に透疹し終わり、合併症はみられない。**

収没期には正気が邪気に勝り、皮疹や熱は次第に退いて、脈は安定してくる。咳嗽も軽減し、精神的にも落ち着き、胃の消化力も高まってくる。皮膚には米糠状の脱屑（ぬか様の落屑）や色素沈着がみられ、疾病は次第に回復していく。

麻疹の**逆証**は、邪気が旺盛で正気が虚衰することで発症する。麻疹疾病中、初熱期や発疹期は壮熱が持続的に下がらず、皮膚は乾燥して汗も出ない。イライラや不安感があり、**麻疹が一気に現れる**。皮疹は緻密で、**疹色は紫暗**である。体温は上がらず、麻疹を透疹できない。発疹してもすぐに陥没し、皮疹はまばらで、疹色は淡白である。皮疹は埋没して顔色蒼白、四肢厥冷などがみられる場合は、すべて麻疹の逆証の証候である。

臓腑弁証により、咳嗽、喘息、イライラ、呼吸促迫、痰がヒューヒューと音がする、**鼻翼煽動（びよくせんどう）、口唇発紺（こうしんはっかん）**（口・唇の周囲の色が紫紺になる）などがみられる場合、**邪毒閉肺証（じゃどくへいはい）**（麻疹と肺炎の合併症）と診断する。咽紅腫痛、咳嗽、呼吸が荒い、声嗄れ、咳が遠吠えのようなどは**邪毒攻喉証（じゃどくこうこう）**（麻疹と喉炎の合併症）と診断する。意識不明、譫語（せんご）、抽搐、皮疹が一気に現れる、疹は粘稠で色が暗いなどは**邪陥心肝証**（麻疹と脳炎の合併症）と診断する。顔色青灰色、四肢厥冷、脈微で絶えそうなどは**心陽虚衰証**と診断する。どれも危険な証候である。

「麻」は**陽毒で透疹**すれば順で、**清法**が要（かなめ）となるため、**本病の治療は「麻不厭透（まふえんとう）」「麻喜清涼（まきせいりょう）」が基本原則**となる。本病の病因は麻疹時邪で、病機は正気と時邪の抗争であるため、治療目的は祛邪安正、扶正駆邪、清泄邪毒、そして外へ駆邪透達（くじゃとうたつ）することである。

麻疹の過程では、各段階の変化により弁証論治を行う。初熱期に麻疹が透疹する前の、邪気が体表に鬱滞する段階では、解表透疹を中心に行う。透疹は清涼の方法を中心とする。辛温・辛涼の併用、辛味による透疹、解毒泄熱などがある。中でも辛温治療は、発散して陰液を損傷しないよう慎重に用いる。

発疹期は麻毒が旺盛なため、清熱解毒を中心として、透疹も継続していく。この時の治療では、正気を助け邪気を駆邪していくため、清熱する際も、正気を損傷して麻毒を内陥しないように、苦寒薬の過量の使用は避ける。

収没期は、邪毒が退いてきていてもまだ正気が損傷しているため、治療では養陰清熱が中心となる。

総じて麻疹の治療では、透疹達邪、清涼解毒が要となる。臨床で注意しなければならないのは、透疹の辛散薬で津液を消耗しないように、清解の苦寒薬で正気を損傷しないように、養陰の滋膩の薬物で邪気を滞留させないようにということである。

麻疹逆証の治療では、**透疹・解毒・扶正が原則**となる。麻毒が内陥し、麻疹が現れ皮疹は緻密で、疹色紫暗の場合、治療は清熱解毒、涼血化瘀となる。また寒邪が表に侵入し、皮疹が陥没している場合、治療は散寒解表となる。麻毒が肺を閉塞し、熱・咳・痰・喘息がある場合は、治療は清肺解毒、化痰平喘となる。麻毒がのどに侵入し、イライラ・犬の遠吠えのような咳き込みがある場合、治療は清熱解毒、化痰利咽となる。邪毒が心・肝に内陥し、神昏・抽搐がみられる場合、治療は解毒開竅、平肝熄風となる。心陽虚衰の危険な証候がみられる場合は、早急に温陽救逆、扶正固脱をはかる。

○ 順証

1. 邪犯肺衛証（初熱期／疹前期）

症状：発熱、微悪風寒、発熱後2〜3日目から口内の粘膜が赤くなる、奥歯の横に麻疹粘膜斑。咳嗽、くしゃみ、のどの腫痛。目赤（両目）、涙、異常なまぶしさを感じる。イライラして泣く、食欲不振、口渇、尿量少・黄色、大便不調。舌質偏紅・舌苔薄白か薄黄、脈浮数。

証候分析：本証は麻疹初期にみられる。発熱から発疹までの3日ほどで、この時期を疹前期ともいう。発病は急で、発熱、咳嗽、鼻水、鼻づまり、涙、異常なまぶしさを感じるなどの症状が特徴である。発病後2〜3日で奥歯の横に麻疹粘膜斑が現れ、これが麻疹初期の診断の根拠となる。「麻」は陽毒で、鬱滞して熱化するため、麻疹初期の風寒の証候は比較的短い。臨床では麻疹患者との接触歴や予防接種歴を合わせて診断する。例えば予防接種をしたうえで発病した小児の症状は軽く目立たないもので、病程も短くなる。

治法：辛涼透表、清宣肺衛

方薬：宣毒発表湯『痘疹仁端録』加減

升麻・葛根・枳殻・防風・荊芥・薄荷・木通・連翹・牛蒡子・竹葉・甘草・

前胡・桔梗・杏仁 各等分

方意：処方中、升麻は解肌透疹解毒に、葛根は解肌透疹生津に、荊芥・防風・薄荷は疏風解表透疹に、連翹は清熱解毒に、前胡・牛蒡子・桔梗・甘草は宣肺利咽止咳に働く。

発熱、悪寒、サラサラな鼻水がある場合は、蘇葉・荊芥を加え解表散寒の効能を強める。発熱、煩躁、咽赤、口渇がある場合は、金銀花・蝉退を加え疏風清熱の効能を強める。咽痛、扁桃腺の紅腫には、射干・馬勃を加え清利咽喉の効能を強める。潮熱、発汗、吐き気、嘔吐、軟便がみられる場合は、藿香・佩蘭を加え解表化湿の効能を強める。夜間の睡眠不安、尿量少・黄色であれば、竹葉・通草を加え利尿清熱の効能を強める。微熱が退かず、舌質紅少津の場合は、生地黄・玄参・石斛を加え養陰清熱の効能を強める。顔色蒼白で四肢の冷えがある場合は、太子参・黄耆を加え扶正透疹の効能を強める。麻疹が透疹していない場合は、浮萍・芫荽の煎じ液で体を洗う。

2. 邪入肺胃証（見形期／出疹期）

症状：発熱が潮の満ち引きのように持続する、ごく小さな発疹が次第に密集してくる、発疹の色は最初赤いが次第に暗くなる、発疹には触るとわかる突起があり押すと色はなくなる。微汗、イライラ、不安、目赤、目やにが多い、咳がひどい、便秘、尿量少。舌質紅・舌苔黄膩、脈数有力。

発疹の順番：耳後 → 顔面 → 頸 → 胸 → 腹部 → 四肢 → 手・足の裏、鼻先端

発疹の状態：細小・希少 → 密 → 赤 → 暗紅 → 凸

発疹から完全に透疹するまで約3日

証候分析：本証は麻疹初熱期から伝入したもので、邪正が闘争し、麻疹の出疹期に入っており、見形期ともいわれる。病程は3～4日ほど経過しており、皮疹が全身にみられるのが特徴である。麻疹邪毒は表から裏に入り、肺脾に鬱滞し、正気と邪気が抗争して、麻毒を体表から透疹すれば順証である。身熱が潮のようで、皮疹は耳の後ろから始まり、髪の生え際 → 頭面部 → 頸部 → 胸腹部 → 四肢 → 手のひら・足底・鼻尖端へと広がっていく。

皮疹の透疹と発熱には密接な関係があり、熱の勢いに起伏があるため「潮熱」とも呼ばれている。発熱と微汗が併発して、皮疹は潮熱

と発汗により透疹される。臨床では、麻疹が透疹することは順証であるため、むやみに熱を下げてはいけない。同時に各種の逆証の証候に注意し、麻毒の内陥を早期に発見する必要がある。

治法：清涼解毒、透疹達邪
方薬：清解透表湯（せいげとうひょうとう）（経験方）加減

西河柳7g、葛根・牛蒡子各6g、升麻・甘草各4g、
連翹・金銀花・紫草根・桑葉・甘菊・蝉退各3g

方意：処方中、連翹・金銀花・桑葉・甘菊は辛涼清熱解毒、西河柳・葛根・蝉退・牛蒡子は発表透疹、升麻は解毒透疹に働く。

高熱が退かず煩躁、不安がある場合は、山梔子・黄連・生石膏を加え清熱瀉火の効能を強める。皮疹が緻密で発疹が紅か紫暗の場合は、牡丹皮・紅花・紫草を加え清熱涼血の効能を強める。意識昏睡で嗜睡（しすい）がある場合は、石菖蒲・鬱金を加え化痰開竅の効能を強める。高熱が退かず、四肢抽搐がある場合は、羚羊角粉・釣藤鈎を加え清熱熄風の効能を強める。微熱が退かず、舌質絳・口渇がある場合は、生地黄・竹葉・玄参を加え生津清熱の効能を強める。咳嗽、痰鳴がある場合は、桔梗・桑白皮・杏仁を加え清肺化痰の効能を強める。歯・鼻から出血がみられる場合は、藕節炭・仙鶴草・白茅根を加え涼血止血の効能を強める。身熱がなく皮疹が透疹しないか、皮疹の色が淡い場合は、黄耆・太子参を加え益気透疹の効能を強める。

3. 陰津耗傷証（疹回期／回復期）

症状：麻疹・発熱が次第に引く、皮膚には米糠状の脱屑があり色素沈着。精神疲労、夜間は安静に眠れ咳嗽は軽減する。食欲増加、舌質紅で少津・舌苔薄、脈細無力か細数。

証候分析：本証は皮疹の透疹から皮疹点が収まるまでの約3日である。臨床では、麻疹順証の後期や非典型麻疹でみられる。邪毒はすでに透疹し、皮疹は回復に向かい、脱屑がみられる。発熱も退き、胃の消化もよくなってきている。精神的にも安定し、脈も安静になっているのは、邪退正復、陰津耗傷の証候である。

治法：養陰益気、清解余邪
方薬：沙参麦門冬湯（しゃじんばくもんとうとう）『温病条弁』加減

沙参・麦門冬各9g、玉竹6g、天花粉・桑葉・扁豆各4.5g、甘草3g

方意：処方中、沙参・麦門冬・天花粉・玉竹は滋養肺胃津液に、桑葉は清透余熱に、扁豆・甘草は養胃益気に働く。

潮熱・盗汗・五心煩熱には、地骨皮・銀柴胡を加え清退虚熱の効能を強める。疲労感、自汗、食べ物をおいしく感じないなどがある場合は、穀芽・麦芽・鶏内金を加え開胃健脾の効能を強める。便秘には、瓜蔞仁・火麻仁を加え潤腸通便の効能を強める。

○ 逆証

1. 邪毒閉肺証

症状：高熱が退かない。皮疹は緻密で疹点は紫暗。イライラ、不安感、咳嗽、呼吸促迫、鼻翼煽動、のどに痰鳴音、唇紺色、口渇で水を飲みたがる、便秘、尿量少・色濃い。舌質紅赤・舌苔黄膩、脈数有力。

証候分析：本証は麻毒が肺に閉じ込んでいるもので、麻疹の過程で最もよくみられる逆証である。臨床では、麻疹が一気に出て、皮疹は緻密で疹色は紫暗、高熱が退かない、咳嗽、呼吸促迫、喘息、のどに痰鳴音、鼻翼煽動、ひどいと顔色が青灰色、唇が紺色などがみられる。これは麻疹邪毒が旺盛で、正気が邪気に勝てず、麻毒が肺を鬱滞したものである。

または外邪が侵入して衛肺を塞いだり、あるいは治療を誤ったり、養生を怠ったりしたため、邪毒が内陥し、津を焼き尽くして痰となり、肺絡を阻滞して肺竅を閉塞し、肺炎喘嗽を発症したものである。

本証で気滞血瘀があると、疹点は紫暗、唇が紺色、舌質紅絳がみられる。病状が進行して正気が衰亡すると、心陽暴脱の危険な証候になる。

治法：宣肺開閉、清熱解毒

方薬：麻杏甘石湯（まきょうかんせきとう）『傷寒論』加減

麻黄・甘草各1.2g、杏仁6g、石膏12g

方意：処方中、麻黄は宣肺平喘に、石膏は清泄肺胃熱・生津に、杏仁は止咳平喘に、甘草は潤肺止咳に働く。咳が頻繁で痰が多い場合は、貝母・天竺黄・竹瀝を加え清肺化痰の効能を強める。咳嗽・喘息がひどい場合は、桑白皮・蘇子・葶藶子を加え降気平喘の効能を強める。皮疹が緻密で疹の色が紫暗、

口唇が紺色の場合は、丹参・紫草・桃仁を加え活血化瘀の効能を強める。壮熱が退かず、痰が黄色く粘稠な場合は、山梔子・魚腥草を加え清肺解毒の効能を強める。大便乾結・舌質紅絳・舌苔起刺がある場合は、黄連・大黄を加え苦寒清熱・瀉火通腑・急下存陰の効能を強める。

2. 邪毒攻喉証（熱毒攻喉証）

症状：のどの腫痛・びらん・疼痛、嚥下（えんげ）困難、水を飲むと咳き込む、声嗄れ、のどに痰鳴音、重濁な咳、声が犬の遠吠えのよう、ひどいと吸気困難、胸高脇陥（きょうこうきょうかん）（呼吸困難の様子）、顔色・唇が紫紺、イライラ、不安感。舌質紅赤・舌苔黄膩、脈滑数。

証候分析：本証は邪毒上攻で痰・熱が互いに結びつき、咽喉を塞いで発症する、麻疹の逆証の一つである。臨床では麻疹のほか、咽喉腫痛、咳が遠吠えのよう、のどの梗塞（こうそく）感という急喉暗症、舌質紅赤・舌苔黄膩、脈滑数などの症状が特徴である。邪毒が強いため、咽喉腫痛があり、痰濁が旺盛なため、のどに痰鳴音がみられる。本証は逆証の中でも重症で、咽頭の梗塞や肺気閉塞などの危険な証候を起こさないよう注意が必要である。

治法：清熱解毒、利咽消腫

方薬：清咽下痰湯（せいいんげたんとう）（経験方）加減

　　　玄参・射干・牛蒡子・桔梗・貝母・瓜蔞・荊芥・馬兜鈴・甘草 各等分

方意：処方中、玄参・射干・桔梗・甘草・牛蒡子は清宣肺気・利咽喉に、瓜蔞・貝母は化痰散結に、荊芥は疏邪透疹に、馬兜鈴（ばとうれい）は清肺降気に働く。

のどの腫痛には、六神丸（ろくしんがん）（牛黄・蟾酥・珍珠・冰片・麝香・雄黄粉・百草霜）を加え清利咽喉の効能を強める。大便乾結には、大黄・玄明粉を加え瀉火通腑の効能を強める。吸気困難、顔色紫紺など急喉暗症（きゅうこうあんしょう）の症状がみられた場合は、中西医結合治療を採用する。

3. 邪陥心肝証

症状：高熱が退かない、皮疹は隆起し緻密で聚集し融合して斑状となり、色は紫暗で指の圧によって退色する。イライラ、譫妄（せんもう）（意識障害の際に、幻覚・錯覚や異常な行動を呈する状態）がありひどいと意識昏迷・四肢抽搐。舌質紅絳・舌苔黄起刺、脈数有力。

証候分析：本証は麻疹の逆証の一種で、麻疹疾病中に突然神昏や譫語・四肢抽搐などを発症することが特徴である。邪毒が火と化して塞ぎ、肝風を引き起こすために抽搐を発症する。心包に内陥して清竅（せいきょう）を蒙蔽（もうへい）（覆い被さり困窮させること）すると、意識昏迷、イライラ、譫妄などを起こす。邪毒が旺盛で動血（どうけつ）が営分に入ると、皮疹は緻密で片状に聚集・色は紫暗などがみられる。

治法：平肝熄風、清心開竅

方薬：羚角鈎藤湯（れいかくこうとうとう）『重訂通俗傷寒論』加減

　　　羚羊角粉 4.5g、釣藤鈎・菊花・芍薬・茯神各 9g、生地黄・竹筎各 15g、貝母 12g、桑葉 6g、甘草 3g

方意：処方中、羚羊角粉・釣藤鈎・桑葉・菊花は涼肝熄風に、茯神は安神定志に、竹筎・貝母は化痰清心に、生地黄・芍薬・甘草は柔肝養筋に働く。痰涎（たんせん）が旺盛な場合は、石菖蒲・胆南星・鬱金・竹瀝を加え清熱、豁痰開竅（かったんかいきょう）の効能を強める。腹脹・便秘では、大黄・玄明粉を加え清熱通腑をはかる。壮熱が退かず意識昏迷、四肢抽搐がある場合は、紫雪丹（しせつたん）（麝香・黄金・羚羊角・犀角・沈香・青木香・寒水石・石膏・滑石・磁石・玄参・升麻・丁香・朱砂・朴硝・硝石・炙甘草）・安宮牛黄丸（あんきゅうごおうがん）（牛黄・水牛角・鬱金・黄連・朱砂・山梔子・黄芩・雄黄・真珠・麝香・竜脳）などを用いて、清心開竅・鎮驚熄風をはかる。心陽虚脱で、皮疹が埋没し、顔色青灰、発汗、四肢厥冷がある場合は、参附竜牡救逆湯（じんぶりゅうぼきゅうぎゃくとう）（人参・附子・竜骨・牡蠣・白芍・炙甘草）加味を用いて固脱救逆をはかる。

2　風疹

定義

風疹とは、風疹時邪（風疹ウイルス）を感受する急性発疹性伝染病である。「癮疹」「風痧」ともいう。軽度の発熱、咳嗽、全身の皮膚に細かい砂のようなバラ色の斑丘疹、耳の後ろ側や後頭部リンパ結節が腫大する症状を特徴とする。

西洋医学の「風疹」に相当する。

1年中どの季節でも発症するが、中でも**冬・春**に流行しやすく、**1〜5歳**の小児に多くみられる。発病後は持続性免疫を獲得できる。風疹は多くの場合軽症で、臨床では合併症を併発することは少ない。病気の回復も早いため、「皮膚小疾」ともいわれている。

しかし、妊娠初期の妊婦がかかると**胎児の正常な発育に影響**が現れ、流産を引き起こしたり、胎児の先天性心臓病や白内障、脳発育障害などにいたることがあるため、妊娠期の感染予防は特に重要である。

病因病機

風疹の病因は風疹時邪の感受が中心となる。主な病変部位は**肺衛**である。肺は皮毛を主り、鼻に開竅し、衛表を主る。風疹時邪は口鼻から侵入し、気血と結びついて、正気と邪気が闘争して肌膚に外泄する。

風疹時邪毒は軽症で病気は浅く、一般的に肺衛を犯し、肌腠に蘊結するが、邪毒を外泄すると急速に回復に向かう。もし邪毒が少陽経絡に阻滞すると、耳の後ろ側や後頭部リンパ結節の腫脹や脇下部の痞塊がみられる。中には、邪毒の勢いが旺盛で、気分・営分を犯し、燔灼肺胃（燔灼は焼きつけること）の証候が現れる場合もあるが、早期治療を行えば心配はいらない。

本病の邪毒は軽く、病状も重くないため、一般的には邪陥心肝や内閉外脱（内閉は神意不明、外脱は大汗・口張・大小便失禁などの症状）など重篤な変証にいたらないことが多い。

弁証論治

　風疹の弁証は**温病の衛気営血弁証**に従って分類し、証候の軽重を判断する。邪犯肺衛証は軽症に属し、病位は肺衛、軽度の発熱があり、精神的には安定、疹色は淡紅、分布は平均的、その他の症状も軽いことが特徴である。邪入気営証は比較的重く、壮熱、煩渇、疹色は鮮紅か紫暗、密集して分布することが特徴だが、臨床では多くはみられない。

　風疹の治療では、**疏風清熱**が基本となる。軽症の邪犯肺衛証では、疏風解表清熱を、重症の邪入気営証では清気涼営解毒を中心とする。

1. 邪犯肺衛証

症状：発熱、悪風、くしゃみ、鼻づまり、鼻水、軽い咳、精神不振、食欲不振。皮疹は頭面部・躯幹部から始まり四肢に広がっていく、分布は平均的、疹点は稀疏で細かい、疹色はピンク色。一般的には2～3日で退く。皮膚に軽度の痒み、耳の後ろや後頭部のリンパ結節の腫大や触痛。舌質偏紅・舌苔薄白か薄黄、脈浮数。

証候分析：本証は発病が急で、微熱・疹点が稀疏で細かい、耳の後ろや後頭部のリンパ結節の腫大・触痛などが特徴である。全身症状は軽く、風疹患者の大多数はこの証である。

治法：疏風解表清熱

方薬：銀翹散『温病条弁』加減

連翹・金銀花各30g、桔梗・薄荷・牛蒡子各18g、竹葉・荊芥穂各12g、淡豆豉・甘草各15g

方意：処方中、金銀花・連翹・竹葉は清熱解表に、牛蒡子は疏風清熱に、桔梗・甘草は宣肺止咳に、荊芥・薄荷・淡豆豉は疏風解表に働き、邪毒を肌表から透疹させる。

　耳の後ろや後頭部のリンパ結節の腫大や触痛がひどい場合は、蒲公英・夏枯草・玄参を加え清熱解毒散結をはかる。咽喉紅腫疼痛がある場合は、僵蚕・木胡蝶・板藍根を加え清熱解毒利咽をはかる。皮膚の掻痒がひどい場合は、蝉退・僵蚕を加え祛風止痒をはかる。左脇下痞塊（脾臓腫大）がみられる場合は、牡丹皮・鬱金を加え疏利少陽をはかる。

2. 邪入気営証（邪熱熾盛証 じゃねつしせい）

症状：高熱、のどが渇く、煩躁。疹色は鮮紅か紫暗。疹点は密集しておりひどいと皮疹は融合して斑状になり、斑状になった患部の皮膚は猩紅色（しょうこう）（黒みを帯びた鮮やかな紅色）となる。尿量少・色濃い、便秘。舌質紅赤・舌苔黄糙（おうそう）（黄色く、キメが粗い）、脈洪数。

証候分析：本証は感受した邪毒が重く、邪熱が表から裏に入り、気分や営分に伝入して肺胃を燔灼する。証候は、壮熱、煩躁、疹点は密集し色は鮮紅か紫暗が特徴である。この証は臨床では比較的少ないが、病状は重く、注意が必要である。

治法：清気涼営解毒

方薬：透疹涼解湯（とうしんりょうげとう）（経験方）加減

桑葉・甘菊花・薄荷・連翹・牛蒡子・赤芍・蝉退・紫花地丁・黄連・藏紅花（サフラン）

方意：処方中、桑葉・薄荷・牛蒡子・蝉退・甘菊花は疏風清熱に、連翹・黄連・紫花地丁は清熱解毒に、赤芍・藏紅花は涼血活血に働く。

口渇で多飲（たいん）の場合は、天花粉・鮮芦根を加え清熱生津をはかる。便秘の場合は、大黄・玄明粉を加え瀉火通腑をはかる。皮疹が密集して疹色が紫暗の場合は、生地黄・牡丹皮・丹参を加え清熱涼血をはかる。

3 丹痧（猩紅熱）

定義

丹痧とは、時邪の感受により引き起こされる急性伝染病である。臨床では発熱・のどの腫痛・腐爛、全身の猩紅色の皮疹がみられ、発疹後に脱屑・脱皮が現れることを特徴としている。本病は中医学の温病の範囲で、強烈な伝染性があるため、「疫痧」「疫疹」「爛喉痧」「爛喉丹痧」ともいわれている。西洋医学の「猩紅熱」に相当する。

A群β溶血性連鎖球菌の感染による猩紅熱は、1年中どの季節でも発症するが、冬・春に多い。また、何歳でも発病するが、2～8歳の発病率が高い。

本病は、過去には死亡率が高かったが、現代では診断や治療の進歩とともに予後も良好である。しかし中には心悸、水腫、痺証などを併発する場合があり、注意を要する。

病因病機

丹痧の病因は、天候の寒暖が変化失調した際に、時邪が不正の気に乗じて**口鼻から侵入**し、体内の虚弱な機能を犯し、**肺胃の二経に蘊結**することである。

発病初期には、時邪はまず肺を犯し、邪気が肌表に鬱滞して正気と邪気の闘争が起こるため、悪寒・発熱など肺衛表証を発症する。その後、邪毒は裏に入り、肺胃に蘊結する。**咽喉は肺胃の門戸**で、咽は胃に通り、喉は肺に通る。肺胃の邪熱が旺盛になると咽喉を薫蒸するため、咽喉びらん・紅腫疼痛や、ひどいと熱毒が肌膜を灼傷するため**咽喉の潰瘍白腐**が現れる。

肺は皮毛を主り、脾胃は筋肉を主る。邪毒は経絡に沿って肌表を貫くため、肌膚に痧疹（疹は小さく、赤く、全身に広がり、皮膚は日焼けしたように見える）が透疹し、色は丹（辰砂）のように紅くなる。もし邪毒が強く、さらに火と化して気分・営分に入ったり、営血分に迫ったりした場合は、痧疹は密集して成片状となり、色は紫暗で瘀点がみられる。同時に、壮熱、煩渇、嗜睡、精神不振などのいわゆるパスティア徴候の症状もみられる。

舌は心の苗で、邪毒が臓腑を焼いて心火上炎となり、加えて陰津を消耗するため、舌質光滑で無苔、表面に紅い芒刺が苺状にみられるため、「草苺舌」ともいわれる。また、邪毒が旺盛で厥陰経に内陥し、心包を閉塞すると、神昏、譫語などがみられる。**熱極動風**（熱邪が旺盛でそれがきわまって生じた内風証）では、壮熱・驚風がみられる。本病の後期には、邪毒が退いた後も陰津は消耗しているため、肺胃陰傷の証候がみられる。

本病の進行過程や回復期では、邪毒が旺盛なため心絡を傷め、気陰を消耗して心を養えずに心陽を消耗すると、心神が落ち着かず、**心悸・脈結代**（不整脈）などの証候が現れる。熱毒の余邪が経絡や筋肉に流注すると関節不利となり、紅腫疼痛がみられる**痺証**を引き起こす。余邪が**肺・脾・腎**を損傷すると、**三焦**の水液輸送の通暢作用が失調し、水湿が内停して肌膚に外溢するため、**水腫**や排尿困難などがみられる。

本病は麻疹・幼児急疹・風疹との鑑別に注意しなければならない。

病名	麻疹	風疹	丹疹	幼児急疹
潜伏期	6〜21日	12〜19日	1〜7日	7〜17日
初期症状	発熱・咳嗽・鼻水・涙	発熱・咳・鼻水、後頭部リンパ結節腫大	発熱・咽喉紅腫・化膿・疼痛	突然の高熱、一般状況は良好
発疹と発熱の関係	発熱して3〜4日で発疹・発疹	発熱して半日〜1日で発疹	発熱して数時間〜1日で発疹。発疹時高熱	発熱して3〜4日で発疹・熱が退いた後発疹
特殊な症状	麻疹粘膜斑	無	口囲蒼白・草苺舌・パスティア徴候	無
皮疹の特徴	バラ色の斑丘疹が耳後、髪の生え際 → 額面部・頸部 → 躯幹部 → 四肢に3日程で発疹。皮疹が退いた後、オレンジ色の色素斑が遺留。米糠状の脱屑	バラ色で細かい斑丘疹が頭面 → 躯幹 → 四肢の順序で24時間内に全身に広がる。皮疹が退いた後、色素沈着はないが、脱屑が少数みられる	細かい紅色の丘疹で皮膚の色は猩紅色。頸・腋下・鼠径部から始まり、2〜3日で全身に広がる。皮疹が退いた後、色素沈着はなく、大きな脱皮がみられる	バラ色の斑疹か斑丘疹が麻疹よりやや小さい。発疹に順序はなく、発疹後1〜2日で消退。発疹が退いた後は色素沈着や脱屑はなし
検査	白血球総数減少 リンパ球増加	白血球総数減少 リンパ球増加	白血球総数増加 好中球増加	白血球総数減少 リンパ球増加

弁証論治

丹痧は**温病**に属し、**衛気営血弁証**が主な弁証方法となる。病期と証候には一定の関係があり、前兆期は邪侵肺衛証となり、発熱、悪寒、のどの腫痛、痧疹が主症状である。発疹期は毒熾気営証となり、壮熱、口渇、のどのびらんに白腐がみられ、皮疹は丹色（赤褐色）や紫暗色のような猩紅色の斑状で、舌質光紅が主症状である。回復期は疹後陰傷証に属し、口渇、唇乾燥、皮膚脱屑、舌質紅少津などが主症状である。

本病の治療では**清熱解毒、清利咽喉**が基本原則で、邪毒の所在により弁証論治を行う。初期は病邪は表にあり、辛涼宣透、清熱利咽が適している。発疹期は病毒が気分・営分にあり、清気涼営、瀉火解毒が適している。回復期は疹後傷陰のため、養陰生津が適している。もし心悸、痺証、水腫などが発症した場合は、それぞれの病証を参考に弁証論治を行う。

1. 邪侵肺衛証

症状：突然の発熱、頭痛、悪寒、無汗、のどの腫れと痛み、嚥下困難、皮膚潮紅・細かい紅疹が現れる。舌質紅・舌苔薄白か薄黄、脈浮数有力。

証候分析：本証は丹痧の初期にみられ、短時間で素早く時邪が体内に入り、毒熾気営証に転化する。発熱、のどの腫痛、皮膚潮紅で細かい紅疹が現れることが特徴となる。ほかの発疹性の時行疾病（季節性の疾病、伝染病）との鑑別は、発熱後にのどの腫痛が顕著で、1日以内に皮膚潮紅・細かい紅疹がみられ、その後すぐに発疹する。

治法：辛涼宣透、清熱利咽

方薬：解肌透痧湯『喉痧証治概要』加減

荊芥・前胡各4.5g、蝉退・馬勃各2.4g、射干・桔梗各3g、甘草1.5g、葛根・牛蒡子・連翹・竹茹各6g、僵蚕・淡豆豉・浮萍各9g

方意：処方中、桔梗・甘草・射干・牛蒡子は清熱利咽に、荊芥・蝉退・浮萍・淡豆豉・葛根は疏風解肌透表に、僵蚕は清熱解毒に働く。

扁桃腺の紅腫には、土牛膝根・板藍根を加え清咽解毒をはかる。頸部リンパ結節の腫痛には、夏枯草・紫花地丁を加え清熱軟堅化痰をはかる。発汗が不暢の場合は、防風・薄荷を加え祛風発表をはかる。

2. 毒熾気営証

症状：壮熱が退かない、煩躁、口渇、のどが赤く腫れて痛む・びらん・白腐。皮疹は密集し色は丹のように紅い、ひどいと色は瘀斑のように紫色。発疹は頸・胸から始まり全身に広がっていく。発疹を押すと色が退く。発疹後1～2日で舌苔黄糙・舌質紅芒刺(ぼうし)が始まり、3～4日後には舌苔が剥脱・無苔で舌質紅芒刺、脈数有力。

証候分析：本証は本病の主要段階で、邪侵肺衛証から急速に変化して発症したものである。時邪の熱毒は旺盛で、気分・営分を燔灼(はんしゃく)するため、壮熱、煩躁、口渇、のどが赤く腫れて痛む・びらんがあり、皮疹は密集し色は丹のように紅い、芒刺などが特徴である。

治法：清気涼営、瀉火解毒

方薬：涼営清気湯(りょうえいせいきとう)『喉痧証治概要』加減

水牛角・石斛・山梔子・牡丹皮・生地黄・薄荷・黄連・赤芍・玄参・石膏・甘草・連翹・竹葉・茅根・芦根・金汁 各等分

方意：処方中、山梔子・薄荷・連翹・黄連・石膏は透疹気分邪熱に、水牛角・牡丹皮・生地黄・赤芍は清熱解毒・涼血活血に、玄参・石斛・竹葉・芦根は泄熱存津に働く。

丹痧が広がり透疹せず、壮熱・無汗がある場合は、淡豆豉・浮萍を加え発表透邪をはかる。舌苔黄糙、便秘、のどの腐爛がある場合は、生大黄・玄明粉を加え通腑瀉火をはかる。もし邪毒が心肝に内陥し、神昏・抽搐などが現れた場合は、紫雪丹(しせつたん)(麝香・黄金・羚羊角・犀角・沈香・青木香・寒水石・石膏・滑石・磁石・玄参・升麻・丁香・朱砂・朴硝・硝石・炙甘草)・安宮牛黄丸(あんきゅうごおうがん)(牛黄・水牛角・鬱金・黄連・朱砂・山梔子・黄芩・雄黄・真珠・麝香・竜脳)を使用し清心開竅をはかる。

3. 疹後陰傷証

症状：皮疹が完全に透疹した1～2日後、微熱、口唇乾燥、空咳、食欲不振、舌質紅少津・舌苔剥脱、脈細数。約2週間後に皮膚の脱屑、脱皮がみられる。

証候分析：本証は痧毒が透疹した後、肺・胃の陰津が消耗し、一定の時間が経過して起こる。口唇乾燥、皮膚の乾燥、脱屑・脱皮、舌質紅少津が特徴である。熱毒が残り微熱、のどの疼痛などもみられる。

治法：養陰生津、清熱潤喉

方薬：沙参麦門冬湯（しゃじんばくもんとうとう）『温病条弁』加減

> 沙参・麦門冬各 9g、玉竹 6g、天花粉・桑葉・扁豆各 4.5g、甘草 3g

方意：処方中、沙参・麦門冬・玉竹は清潤燥熱に働き、肺胃の陰液を滋養する。天花粉は生津止渇に、甘草は清熱和中に、扁豆は健脾和胃に、桑葉は清疏肺中燥熱に働く。

口渇、のどの疼痛、舌質紅少津が顕著な場合は、玄参・桔梗・芦根を加え養陰清熱潤喉をはかる。便秘が長引く場合は、瓜蔞仁・火麻仁を加え清腸潤燥をはかる。微熱が退かない場合は、地骨皮・銀柴胡・生地黄を加え清虚熱をはかる。

4 水痘（水ぼうそう）

定義

水痘とは水痘時邪（水痘・帯状疱疹ウイルス）により引き起こされる伝染性の強い出疹性の疾病のことである。発熱と皮膚粘膜に現れる掻痒性の皮疹、丘疹、疱疹、結痂（痂皮）が同時に現れることが特徴である。疱疹内には水液を含み、楕円形で豆状のものを中医学・西洋医学ともに水痘と呼び、「水花」「水喜」ともいわれる。

本病は四季にかかわらず発病し、主に冬・春に発病率が高い。発病年齢は小児期で、90％以上は10歳以下、特に6～9歳が最も多い。

本病の予後は一般的に良好で、一時感染によりほぼ**終生免疫**を獲得する。免疫機能が低下した場合や、ワクチンを接種した児童は、二次感染が起こる場合もあるが、症状は軽い。水痘の発病までの潜伏期間は10～21日で、水痘が結痂になった後、ウイルスは消失する。そのため、伝染期は発疹の24時間前から結痂が起こる7～8日の間である。

病因病機

小児の水痘の発症は、水痘時邪の感受による。気候変化のある時期や水痘の流行期間に感染しやすい。また、小児の身体の抵抗力が低下した時に感染し水痘を発症しやすくなる。

水痘病は**肺脾両経**にある。肺は皮毛を主り、脾は筋肉を主る。水痘時邪は口・鼻から侵入し、肺・脾に鬱滞し、時邪と内湿が相俟って、発熱、鼻水、水痘の発疹などの症状がみられる。

1. 邪傷肺衛

水痘時邪は口・鼻から侵入し、肺に鬱滞する。肺は宣発・粛降を主り、外邪が肺を襲うと、肺衛の働きに影響を与え、宣発が失調するため、発熱・鼻水・咳嗽が起こる。また肺は皮毛を主り、脾は筋肉を主るため、病邪が深く入り、肺脾に鬱滞すると、正気が邪気に対抗し、内湿と相俟った時邪を体表から追い出そうと

する。正気が旺盛で、邪気が軽度であれば、水痘がみられ、発疹の色は紅潤で、疱水は清亮である。その後湿毒が清解し、疱疹が結痂になると病気は回復に向かう。

2. 毒熾気営

小児が虚弱体質で、さらに邪気が比較的重い場合や養生が不適切な場合、邪盛正衰となり、邪毒が旺盛で、気分・営分に内伝する。気分熱盛では、壮熱、煩躁、口渇、目赤、顔色赤などがみられる。毒邪が営分に入ると、内湿と相俟って肌表に現れ、疹色は暗紫、疱水は混濁し、水痘が密集してみられる。

小児が水痘時邪を感受した後、邪毒の勢いが強いと毒熱化火になりやすい。加えて小児の生理は「肝常有余」で、心火は炎上して邪毒が内陥しやすく、壮熱が退かない、神志模糊（朦朧）でひどいと混迷（不明）や抽搐などの症状がみられ、邪毒が心肝に内陥した変証を起こす。また、小児は「肺臓嬌嫩」なので、邪毒が肺を侵し、宣発・粛降のはたらきを阻滞すると、高熱、咳嗽、喘息、鼻翼煽動、唇青紫色などの邪毒閉肺の変証がみられる。

弁証論治

本病の弁証では、主に**衛分・気分・営分**の弁別が重要である。全身や局部の症状で、痘疹が小さくまばらで、色は紅潤、疱水は清亮で、微熱・鼻水・咳嗽を伴う場合は、病は衛分にある。水痘邪毒が強い場合は、痘疹が大きく密集し、色は赤紫で、疱水が混濁し、高熱・煩躁などを伴う場合は、病は気分・営分にある。病勢が強く重いと邪陥心肝、邪毒閉肺などの変証を起こしやすい。

1. 邪傷肺衛（風熱軽証）

症状：軽微な発熱あるいは無熱、鼻水、鼻づまり、くしゃみ。発病後1～2日で発疹が現れ、色紅潤、根盤（水疱の根もと）は紅暈（赤い斑）、痒みが強い、疱水は清亮、分布はまばら、起伏があり躯幹に多い。舌苔薄白、脈浮数。

証候分析：本証は微熱、鼻水、皮疹がまばらで色が紅潤、疱水は清亮などが特徴で、全身症状は比較的軽い。

治法：疏風清熱、利湿解毒

方薬：銀翹散『温病条弁』加減

連翹・金銀花各30g、桔梗・薄荷・牛蒡子各18g、竹葉・荊芥穂各12g、淡豆豉・生甘草各15g

方意：処方中、金銀花・連翹・竹葉は清熱解毒に、薄荷は辛涼解表に、荊芥穂・淡豆豉は疏風散邪に、牛蒡子・桔梗は宣肺利咽に働く。

痰のある咳嗽には、杏仁・浙貝母を加え宣肺化痰をはかる。のどの疼痛がひどい場合は、板藍根・僵蚕を加え清熱解毒利咽をはかる。皮膚の痒みがひどい場合は、蝉退・地膚子を加え祛風止痒をはかる。

2. 邪熾気営（毒熱重証）

症状：壮熱が退かない、煩躁不安、口渇で水を飲みたがる、目赤・顔色赤。皮疹の分布は緻密、色紫暗、疱水は混濁しひどいと出血性の皮疹となる、紫癜(しでん)（皮下出血の瘀斑）、大便乾結、尿量少・色濃い。舌質紅か紅絳、舌苔黄糙で乾燥、脈数で有力。

証候分析：本証は、壮熱、煩躁、目赤・顔色赤、皮疹の色は紫暗、疱水は混濁、皮疹の分布は緻密などが特徴である。気分熱が重い場合は、煩熱、口渇、舌苔黄糙がみられる。営分の熱が重い場合は、皮疹の色は紫暗で出血、舌質紅絳などがみられる。

治法：清気涼営、解毒化湿

方薬：清胃解毒湯(せいいげどくとう)『痘疹伝心録』加減

当帰・黄連・生地黄・天花粉・連翹・升麻・牡丹皮・赤芍 各等分

方意：処方中、升麻は清熱透疹に、黄連・連翹は清熱解毒に、牡丹皮・生地黄・赤芍は涼営清熱に働く。

口舌に炎症ができ便秘がある場合は、生大黄・全瓜蔞を加え通腑瀉火をはかる。津液を消耗し口唇の乾燥がある場合は、麦門冬・芦根を加え、養陰生津をはかる。

水痘の発病過程で、疱疹は消えても壮熱が退かず、神志模糊や昏迷・抽搐などのみられる邪毒内陥心肝の変証では、治療は清熱解毒、鎮涼開竅(ちんりょうかいきょう)、方薬は清瘟敗毒飲(はいどくいん)加減に紫雪を加える。

高熱、咳嗽不爽、喘息、鼻翼煽動、口唇青紫色などのみられる邪毒閉肺の変証の場合は、治療は清熱解毒、開肺化痰、方薬は麻杏甘石湯(まきょうかんせきとう)加減を用いる。

清瘟敗毒飲：生地黄・黄連・黄芩・牡丹皮・石膏・山梔子・甘草・竹葉・玄参・犀角・連翹・芍薬・知母・桔梗 各等分

麻杏甘石湯：石膏24g、麻黄・杏仁各9g、甘草6g

5　痄腮（流行性腮腺炎）

定義

　痄腮(さ さい)とは、時邪が引き起こす急性伝染病の一種で、発熱、耳下腺部の腫脹・疼痛が主症状の病症である。本病は1年を通してどの季節でも発症するが、主に**冬・春**に流行しやすい。**3歳以上**の児童に多く、2歳以下ではあまりみられない。本病の予後は一般的に良好である。中には、もともと虚弱体質だったり、邪毒が旺盛だった場合に、邪毒が心肝に内陥したり、邪毒が睾丸や腹部に侵入する変証も起こる。感染後は**終生免疫**を獲得する。

　西洋医学では、**流行性腮腺炎(さ せんえん)（流行性耳下腺炎）**、**腮腺炎（ムンプスウイルス）**に相当し、通称「おたふくかぜ」ともいわれる。潜伏期間は14〜21日で、耳下腺が腫大する6日前から腫大後の9日間は、ムンプスウイルスは唾液腺から分離しているため、最も伝染しやすい期間は、耳下腺が腫大する24時間前から消腫後3日ほどになる。

病因病機

　痄腮の病因は、**時邪**の感受による。気候変化の異常などの影響が大きく、痄腮の流行期間に伝染しやすい。小児の抵抗力が低下した時に時邪が侵入して発症する。

　痄腮の**主な病機**は、邪毒が足少陽胆経を阻塞し、気血が結びついて耳下腺部に凝滞することである。

1. 邪犯少陽

　痄腮時邪は口鼻から侵入し、**足少陽胆経**を犯す。胆経は眼外眥(がい し)から起こり、耳の前後を経過して身体の両側を下降し、両足の第4趾端にいたる。邪毒が経絡上の頷頬部(がくきょう ぶ)を攻撃し、気血が結びついて耳下腺部に凝滞すると、**耳下腺部の腫脹疼痛**が引き起こされる。邪毒が肌表に鬱滞するため、発熱、悪寒が起こる。邪毒が経脈に鬱滞すると関節不利を引き起こし、咀嚼が困難になる。邪毒が清陽を乱す

ために頭痛が起こる。邪毒が脾胃を犯すと、食欲不振、吐き気、嘔吐が起こる。

2. 熱毒壅盛

　時邪病毒が旺盛で少陽経脈上の顎頬部を攻め、気血が凝滞して不通となると、耳下腺部の腫脹・疼痛・拒按・咀嚼困難が起こる。また熱毒が旺盛なため、高熱が退かない。邪熱が心を犯すため、イライラ、不安感が起こる。熱毒が脾胃を犯すと、食欲不振、嘔吐を引き起こす。熱邪が津液を消耗すると、口渇があり尿量少で色は濃くなる。

　足少陽胆経と足厥陰肝経は表裏関係で、熱毒が旺盛になると正気を消耗して、厥陰経に内陥すると肝風を内動し、心包を蒙蔽するため、高熱、抽搐、昏迷など邪陥心肝の変証がみられる。足厥陰肝経は少腹部を巡り陰器に絡むため、邪毒が睾丸や腹部に内伝すると、睾丸の腫脹・疼痛、少腹部の疼痛など毒竄睾腹の変証がみられる。肝経の熱毒が脾経に影響すると、上腹部の疼痛、吐き気、嘔吐などの証候がみられる。

弁証論治

　本病は**経絡弁証**を中心に行い、同時に**常証・変証**を弁別する。発熱と耳下腺腫があり、神志障害や抽搐、睾丸腫痛や少腹痛のみられないものは常証で、病位は**少陽経**が中心となる。高熱が退かず、神志が不清（不明）で抽搐をくり返し、睾丸腫痛や少腹部痛がある場合は変証で、病位は**少陽・厥陰**の二経になる。

　流行性腮腺炎の治療は、**清熱解毒、軟堅散結**が基本原則となる。常証は邪犯少陽証と熱毒壅盛証にわけられ、邪犯少陽証の治療は疏風清熱と散結消腫、熱毒壅盛証の治療は清熱解毒と軟堅散結が中心となる。

　軟堅散結は、宣剤（十剤の1つ。「宣可去壅」。壅は閉塞の病気。発散することで閉塞の病証を治療する）・通剤（十剤の1つ。「通可去滞」。滞は停滞する病気。理気・活血・祛風湿などの通利の方剤を用い、停滞する病証を治療する）を用いて壅滞（溜まって滞る）を去ることが目的で、過度に攻伐してはならない。壅滞を除去すれば風毒を散開できるので、消腫止痛の目的を達成できる。変証の邪陥心肝証の治療では、清熱解毒・熄風開竅、毒竄睾腹証では清肝瀉火・活血止痛を中心に行う。本病の治療には耳下腺部の腫脹の軽減を早めるため、内服と外治法を合わせて治療するとよい。

○ 常証

1. 邪犯少陽証（温毒在表証）

症状：軽微な発熱・悪寒、片側または両側の耳下腺部の腫脹、疼痛、咀嚼困難、頭痛、咽紅、食欲不振。舌質紅・舌苔薄白か薄黄、脈浮数。

証候分析：本証は軽微な発熱、耳下腺部の腫脹・疼痛、咀嚼困難が特徴で、全身症状は重くない。

治法：疏風清熱、散結消腫

方薬：柴胡葛根湯『外科正宗』加減または銀翹散『温病条弁』加減

　　柴胡葛根湯：柴胡・天花粉・葛根・黄芩・桔梗・連翹・牛蒡子・石膏各3g、甘草1.5g、升麻0.9g

　　銀翹散：金銀花・連翹各30g、薄荷・桔梗・牛蒡子各18g、甘草・淡豆豉各15g、荊芥穂・竹葉各12g

方意：柴胡葛根湯の処方中、柴胡・黄芩は清利少陽に、牛蒡子・葛根・桔梗は疏風利咽に、石膏・天花粉は清熱に、連翹は清熱解毒に働く。板藍根を加え専解温毒を、夏枯草・赤芍を加え疏肝散結を、僵蚕を加え祛風通絡散結をはかるとよい。

銀翹散の処方中、金銀花・連翹・竹葉は清熱解表に、牛蒡子は疏風清熱に、桔梗・甘草は宣肺止咳に、荊芥穂・薄荷・淡豆豉は疏風解表に働き、邪毒を肌表から透疹させる。

のどの腫痛がひどい場合は、馬勃・玄参・甘草を加え清熱利咽をはかる。食欲不振、嘔吐がある場合は、竹茹・陳皮を加え清熱和胃をはかる。

2. 熱毒壅盛証

症状：高熱。片側または両側の耳下腺部の腫脹・疼痛があり、局部は堅く拒按。咀嚼困難、イライラ、不安感、口渇、頭痛、のどの赤み・腫痛、顎下の腫塊脹痛、食欲不振、便秘、尿量少・黄色。舌質紅・舌苔黄、脈滑数。

証候分析：本証は耳下腺部の腫痛があり局部は堅く拒按、咀嚼困難、高熱、頭痛、イライラ、口渇の症状が特徴である。本証は変証に変わりやすく、早急な対応が必要である。

治法：清熱解毒、軟堅散結

方薬：普済消毒飲『景岳全書』加減

　　黄芩・黄連各15g、陳皮・甘草・玄参・柴胡・桔梗各6g、

連翹・板藍根・馬勃・牛蒡子・薄荷各 3g、僵蚕・升麻各 2g

方意：処方中、柴胡・黄芩は清利少陽に、黄連・連翹・板藍根・升麻は清熱解毒に、牛蒡子・馬勃・桔梗・玄参・薄荷は清熱利咽・消腫散結に、陳皮は理気・疏通壅滞に、僵蚕は解毒通絡に働く。

熱がひどい場合は、石膏・知母を加え清熱瀉火をはかる。耳下腺の腫れがひどい場合は、夏枯草・蒲公英を加え軟堅散結をはかる。嘔吐がある場合は、竹茹を加え清胃止嘔をはかる。便秘には、大黄・玄明粉を加え通腑泄熱をはかる。

○ 変証

1. 邪陥心肝証

症状：高熱。耳下腺部の腫痛があり、質は堅く拒按。神昏、嗜睡、頸部のこわばり、抽搐をくり返す、頭痛、吐き気、嘔吐。舌質紅・舌苔黄、脈弦数。

証候分析：本証は、高熱、耳下腺部の腫痛、神昏、嗜睡、頸部のこわばり、頭痛、吐き気、嘔吐・抽搐をくり返すなどが症状の特徴である。

治法：清熱解毒、熄風開竅

方薬：清瘟敗毒飲『疫疹一得』加減
（せいおんはいどくいん）

石膏・生地黄・犀角（水牛角で代用）・黄連・山梔子・桔梗・黄芩・知母・赤芍・玄参・連翹・竹葉・甘草・牡丹皮 各等分

方意：処方中、山梔子・黄連・連翹・甘草は清熱解毒に、水牛角・生地黄・石膏・牡丹皮・赤芍は清熱涼営に、竹葉・玄参は清熱生津に働く。釣藤鈎・僵蚕を加え、平肝熄風をはかるとよい。

激しい頭痛、吐き気、嘔吐がある場合は、竜胆草・天竺黄・車前子を加え清肝瀉火をはかる。神志昏迷には、至宝丹（朱砂・犀角・琥珀・雄黄・玳瑁・麝香・竜脳・安息香・牛黄・金箔・銀箔）を加え清熱鎮驚開竅をはかる。抽搐が頻繁な場合は、紫雪丹（麝香・黄金・羚羊角・犀角・沈香・青木香・寒水石・石膏・滑石・磁石・玄参・升麻・丁香・朱砂・朴硝・硝石・炙甘草）を加え解毒平肝熄風をはかる。

2. 毒竄睾腹証

症状：耳下腺部の腫痛が退いた後、片側または両側の睾丸の腫脹疼痛。脘腹か少腹部の疼痛・拒按。舌質紅・舌苔黄、脈数。

証候分析：本証は耳下腺部の腫痛が退いた後、片側または両側の睾丸の腫脹疼痛、脘腹か少腹部の疼痛が症状の特徴である。

治法：清肝瀉火、活血止痛

方薬：竜胆瀉肝湯『太平恵民和剤局方』加減

　　　沢瀉12g、黄芩・山梔子・車前子・生地黄各9g、

　　　竜胆草・木通・柴胡・甘草各6g、当帰3g

方意：処方中、竜胆草・山梔子は清瀉肝胆実火に、黄芩は清熱解毒に、柴胡は疏肝利胆に働く。茘枝核・延胡索を加え理気散結止痛を、桃仁を加え活血消腫をはかるとよい。

　　　睾丸の腫脹が顕著な場合は、青皮・莪朮を加え理気消腫をはかる。脘腹痛がひどく嘔吐を伴う場合は、茘枝核を去り、鬱金・竹筎・半夏を加え清肝止嘔をはかる。少腹痛がひどく腹脹や便秘がある場合は、大黄・枳殻・木香を加え理気通腑をはかる。

6　手足口病

定義

　手足口病とは、手足口病時邪の感受により引き起こされる発疹性の伝染病で、手足の皮膚や口・咽喉部に発生する疱疹が特徴である。本病は1年中、どの季節でも発症するが、夏・秋に多くみられる。また何歳でも発病するが、5歳以下の小児に多い。

　本病はコクサッキーウイルスA群を感受し、伝染性が強く、流行しやすい。一般的に予後は良好だが、中には心筋炎、脳炎、脳膜炎などを合併する重症もあり、ひどいと命の危険もあるので注意を要する。

病因病機

　本病の病因は、手足口病時邪の感受で、病変部位は**肺脾**の二経になる。

　小児は肺臓が華奢で、邪毒に耐えられない。また脾気はつねに不足し、損傷しやすい。時邪疫毒が口や鼻から侵入すると肺・脾を犯す。肺は衛に属して皮毛と外側で合し、宣発・粛降を主り、「水の上源」である。脾は土に属して運化を主り、四肢・筋肉を主っており、口に開竅して、胃は「水穀の海」と呼ばれる。

　邪毒は最初、肺気の宣発作用を失調させ、衛陽に影響して脾気と胃気が失調すると、発熱、咳嗽、鼻水、口の痛み、消化不良、吐き気、嘔吐、下痢などの症状が引き起こされる。また邪毒が鬱滞し、気化作用が失調すると、水湿が内停して邪毒と結びつき、肌表に現れるため、疱疹が発症する。感受した邪気が軽いと、疱疹は手足の皮膚と口・のどに限定され、分布は稀疏で、全身症状は軽い。もし邪毒が強い場合、毒熱が旺盛になり、疱疹は四肢・臀部まで波及し、分布は密集して根盤の紅暈が顕著になり、全身症状は重く、ひどいと邪毒が内陥して神昏、抽搐などが現れる。

　このほか、邪毒が心を犯し、気陰を消耗すると、心悸、息切れ、胸の痞え感、無気力が現れ、ひどいと陰の損傷が陽におよび、心陽欲脱となって命が危険におよぶこともあり注意を要する。

弁証論治

　本病は臓腑弁証を中心に行い、病程や発疹状況、随伴症状をもとに**軽証・重証**に分類する。軽証では、病程は短く、疱疹は手足や口腔部に限定され、疹色は紅潤、分布は散在して根盤の紅暈はみられない。疱液は清亮で、全身症状も軽い。臨床では、微熱、鼻水、咳嗽、口の痛み、涎、吐き気、嘔吐、下痢など、肺・脾二経の症状がみられる。重証になると、病程は長くなり、疱疹は手足や口腔部以外にも四肢・臀部にまでおよび、疹色は紫暗、分布は密集し、根盤の紅暈が顕著になる。疱液は混濁し、全身症状も重くなる。臨床では高熱、煩躁、口の痛み、拒食などがみられ、ひどいと邪毒が内陥し、心経や肝経の症状もみられるようになる。

　治療では、**清熱祛湿解毒**が原則となる。軽証では、宣肺解表・清熱化湿を、重証では、湿と熱のどちらに偏るかを重視する。湿に偏る場合は、利湿・化湿が適しており、佐として清熱解毒を用いる。しかし祛湿が過多だと陰液を消耗するため、化燥生風（かそうしょうふう）に注意する。また熱に偏る場合は、清熱解毒の寒涼薬を中心に治療するが、効果が現れたら脾胃を傷めて邪毒を深入りさせないように、寒涼薬の服用を直ちに中止する。もし、邪毒内陥や邪毒犯心が現れた場合は、熄風開竅、益気養陰、活血祛瘀法などを配した治療を行うとよい。

1. 邪犯肺脾証

　症状：発熱は軽微か熱はない、鼻水、咳嗽、消化不良、吐き気、嘔吐、下痢がみられる。それと同時あるいは1〜2日後に口腔内に疱疹がみられ、潰れた後は小さい潰瘍となる。疼痛、涎、食欲不振を伴う。病状の進行に従い、手のひらや踵部に米粒〜豆粒大の斑丘疹が現れ、急速に疱疹に転じる。分布はまばらで、疹色は紅潤、根盤の紅暈はみられない。疱液は清亮。舌質紅・舌苔黄膩、脈浮数。

　証候分析：本証は手足口病の軽証で、手足と口腔部の疱疹以外の全身症状は軽微であることが特徴である。肺気失宣に偏る場合は、発熱・悪寒・鼻水・咳嗽が、脾運失職に偏る場合は、消化不良・涎・嘔吐・下痢などがみられる。高熱や持続的な身熱がある場合は、重証に転化しやすい。

　治法：宣肺解表、清熱化湿

方薬：甘露消毒丹『医効秘伝』加減
　　　　（かんろしょうどくたん）

　　　滑石450g、黄芩300g、茵蔯蒿330g、菖蒲180g、

　　　貝母・木通各150g、藿香・連翹・白蔲仁・薄荷・射干各120g

方意：処方中、連翹・黄芩・薄荷は清熱解毒・宣肺透表に、白蔲仁・藿香・菖蒲は芳香化湿に、滑石・茵蔯蒿は清熱利湿に、射干・貝母は解毒利咽・化痰止咳に働く。

　　　吐き気、嘔吐がある場合は、竹茹を加え和胃降逆をはかる。下痢がある場合は、沢瀉・薏苡仁を加え祛湿止瀉をはかる。高熱がある場合は、葛根・柴胡を加え解肌退熱をはかる。皮膚の痒みがひどい場合は、蝉退・白鮮皮を加え祛風止痒をはかる。

2. 湿熱蒸盛証

症状：持続的な身熱、イライラ、口渇、尿色濃い、便秘。手・足・口・臀部に疱疹、痛痒が激しく、ひどいと拒食。疱疹の色は紫暗、分布は緻密か密集、根盤は紅暈が顕著、疱液が混濁。舌質紅絳、舌苔黄厚膩か黄燥、脈滑数。

証候分析：本証は手足口病の重症で、多くは幼児や邪毒が重い場合にみられ、手足・口・臀部の疱疹と顕著な全身症状が特徴である。湿邪に偏っている場合は、微熱、口苦、口粘、皮膚の疱疹が顕著で搔痒感がみられる。熱邪に偏っている場合は、高熱、口渇、口腔内の潰瘍・疼痛、涎などがみられる。治療が順調に進まない場合は邪毒内陥や邪毒犯心などの変証が現れるので注意を要する。

治法：清熱涼営、解毒祛湿

方薬：清瘟敗毒飲『疫疹一得』加減
　　　　（せいおんはいどくいん）

　　　石膏・生地黄・犀角・黄連・山梔子・桔梗・黄芩・知母・赤芍・玄参・連翹・竹葉・甘草・牡丹皮 各等分

方意：処方中、黄連・黄芩・山梔子・連翹は清熱解毒祛湿に、石膏・知母は清気泄熱に、生地黄・赤芍・牡丹皮は涼血清熱に働く。大青葉・板藍根・紫草を加え、解毒透疹をはかる。

　　　湿邪に偏っている場合は、知母・生地黄を去り、滑石・竹葉を加え、清熱利湿をはかる。便秘には、大黄・玄明粉を加え瀉熱通便をはかる。口渇喜飲には、麦門冬・芦根を加え養陰生津をはかる。煩躁不安には、淡豆豉・蓮子心を加え清心除煩をはかる。

7 暑温（流行性乙型脳炎）

定義

　暑温は、真夏の暑温邪毒により発症する。温病学では、暑温は「暑風」「暑痙」「暑厥」ともいわれ、暑風では手足の抽搐、暑痙では頸のこわばりや角弓反張、暑厥では四肢厥冷、手足の逆冷がみられる。

　流行性乙型脳炎は日本脳炎ともいい、流行性日本脳炎ウイルスを感染して起こる、**高熱、抽搐、昏迷が特徴の急性伝染病**の一種である。発症は主に7〜9月の真夏の時期に多く、明確な季節性がある。特に10歳以下の小児に多く、中でも2〜6歳の児童の発病率が高く、強烈な伝染性がある。本病は、中医学の暑温に相当する。

　本病は軽症であれば予後は良好だが、重症になると発病は急で、伝変が速く内閉外脱やや呼吸障害など危険な証候も現れやすい。その場合は救急治療を施すが、命が助かっても往々にして後遺症が終生残りやすい。この20年来、日本脳炎の予防接種は大規模に行われ、本病の発病率は明らかに低下し、現代では本病の大流行はほとんどみられず、発病しても軽症ですむことが多くなった。

病因病機

　中医学では、本病の病因は**暑温邪毒**の範疇となるため、夏至の後に発病する。暑邪は陽邪で、人体を損傷するのが速く、特に小児は発病しやすく伝変も迅速である。本病の急性期は**温病の衛気営血の規律**に従って進行していくが、伝変速度が速く、衛気営血の区分がはっきりしないため、臨床では、衛気同病（衛分と気分の病症が同時に現れる）、気営同病（気分と営分の病症が同時に現れる）、営血同病（営分と血分の病症が同時に現れる）が多い。

　西洋医学では、流行性乙型脳炎の病因は、流行性日本脳炎ウイルスの感染で、**蚊**を介して感染する。

　本病は、急性期・回復期・後遺症期を含め、全体を通して熱・痰・風の病理変化が関係している。また主な病変臓腑は、急性期では**肺・胃・心・肝**、回復期・後遺症期では**脾・肝・腎**である。

1. 衛気営血伝変

　小児の臓腑は華奢で、皮膚は薄く弱いため、暑温時邪を感受して発病しやすい。発病後、急性期の疾病の変化は、衛・気・営・血の伝変規律に従っている。暑温時邪は**皮毛**から侵入し、病は**衛分**にあり、まず**肺**を犯して宣発できなくなり、発熱、悪寒、頭痛、頸部のこわばりなどの**表熱**が現れる。邪気と正気が闘争し、正気が邪気を抑え込めず、暑邪が表から裏に入って**気分**に伝入すると、**肺熱**が旺盛となり、**胃気**が上逆し、**肝火が上炎**するため、壮熱、無汗か少汗、激しい頭痛、嘔吐が頻繁、嗜睡かイライラ、四肢の抽搐がみられる。邪気が旺盛で暑邪がさらに**営分**に進入すると心・肝がどちらも病んで、**暮熱早涼**（夜間は熱、朝方は冷え）、神昏、四肢の抽搐、厥逆がみられる。さらに進行して**血分**に入ると、**津液を消耗し、耗血動血**を起こすため、昏睡、舌質絳乾、吐血しひどいと呼吸困難、**内閉外脱**がみられる。

　暑温時邪は邪毒が激烈で、人体を損傷しやすく、発病後は伝変も速いため、衛・気・営・血の順序通りに伝変しない。衛表が緩解する前に気熱が旺盛になったり、気熱が旺盛な時に、営分も焼灼しており、また営熱が旺盛な時に、血分も損傷している。そのため、本病は臨床では**衛気同病、気営同病、営血同病**の病理変化が多いので、伝変規律に固執せず、証に従って治療を行うとよい。

2. 熱痰風演変

　本病は暑温の性質があり、**驚風**の証候がよく現れる。その病理変化は終始一貫、**熱・痰・風**との関係が深い。本病の急性期の主症状は**高熱・抽風・昏迷**であり、これは熱・痰・風の典型的な証候である。

　熱証は、本病初期の**衛表鬱熱**のほか、気・営・血分に伝変した**裏熱**の証候でもある。**痰証**は、熱で津液を焼灼して起こったもので、**痰は心神を蒙蔽し、肺咽を壅滞する**。**風証**は、初期に**外風**が表に鬱滞し、つづけて邪熱が**心肝**に内陥して**内風**を起こしたものである。急性期の熱・痰・風の三者には区別がなく、互いに影響しあっている。急性期が過ぎると、邪気の勢いは減弱してくるが、気陰も消耗しているため、証候は**虚証か虚実夾雑**に転じる。しかし、熱証・痰証・風証の証候からは逃れられない。

　回復期・後遺症期の熱証は、熱により陰液を消耗して**虚熱**が内生しているか、衛陽が虧損して営陰を蔵すことができず**営衛不和**となって熱を生んでいるかのどちらかである。また、この時期の痰証は急性期の痰が未解決で、熱も退いていないため、痰火が**内擾**（内は臓腑）しているか、あるいは熱が退いたものは痰濁が**内蒙**（内盛）している。さらに風証は、風邪が絡脈を犯して気血を**痺阻**（阻滞不通）

するか、熱で気陰を消耗して**血燥風動**を引き起こすかによる。

総じて本病は**急性熱病**に属し、邪毒が旺盛で病勢が急であり、病状が重く、病機の変化が複雑である。急性期では衛気営血と熱痰風の両者の病理変化を把握し、回復期・後遺症期では熱・痰・風の虚実の特徴を見きわめ、病証を弁別し、複雑な病変の要領をつかまなければならない。

弁証論治

本病は主に初・極期の**熱・痰・風**を弁別する。初期は邪気が衛気にあり、熱が中心となる熱証である。極期には邪気が気営・営血に入り、発熱・神昏・抽搐がみられ、熱・痰・風の三証が現れるようになる。急性期は温病の衛・気・営・血の流れに沿って進行していき、伝変は急速で衛・気・営・血の区分がはっきりしないため、多くは**衛気同病・気営同病・営血同病**となり、病程を通して終始一貫、熱・痰・風との関係が深い。

本病の治療は**清熱、豁痰（かったん）、開竅（かいきょう）、熄風**が原則となる。初・極期ではまず**解熱**を行い、次に**豁痰開竅・鎮驚熄風**を配合する。回復期・後遺症期は**扶正祛邪**が中心となる。

○ 初期・極期（急性期）

1. 邪犯衛気証

症状：突然の発熱、微悪風寒、但熱不寒、頭痛、頸項部のこわばり、無汗か少汗、口渇、吐き気、嘔吐、抽搐、イライラ、不安感・嗜睡。舌質偏紅、舌苔薄白か黄、脈浮数か洪数。

証候分析：本証は初期にみられ、発病は急で暑温の初期で衛気同病という特徴がある。衛分証では発熱、悪寒、頭と身体の疼痛、頸項部のこわばりがある。気分証では但熱不寒（発熱のみで悪寒はない）、イライラ、口渇、脈洪数がみられる。注意すべきは、本病の伝変は速く、衛分証となった瞬間に気分に伝入するため、なるべく早く清気により邪気の勢いを止めなければならない。また、本病邪は暑温に属し、湿を挟むこともある。

治法：辛涼解表、清暑化湿

方薬：衛分証に偏っている場合は、**新加香薷飲（しんかこうじゅいん）**『温病条弁』加減

気分証に偏っている場合は、**白虎湯（びゃっことう）**『傷寒論』加減

新加香薷飲：香薷・厚朴・連翹各 6g、扁豆・金銀花各 9g
白虎湯：石膏 50g、知母 18g、甘草・粳米各 6g

方意：新加香薷飲の香薷は解表透暑に、連翹・金銀花は解表清熱に、厚朴・扁豆は化湿解暑に働く。胸の痞えや吐き気、舌苔白膩がある場合は、白蔲仁・藿香・佩蘭を加え化湿和胃をはかる。表証が顕著な場合は、荊芥・鮮荷葉・西瓜翠衣・菊花を加え解暑透熱をはかる。頸項部のこわばりが顕著な場合は、葛根・僵蚕・蝉退を加え解痙祛風をはかる。

白虎湯の石膏は清泄気分熱に働き、知母・甘草は共同で石膏の清熱を助け、陰分を保護する。大青葉・黄芩・玄参を加え清熱解毒を、釣藤鉤・僵蚕を加え熄風止痙を、竹筎・藿香を加え化湿和胃をはかるとよい。

発汗しても熱が退かず神昏・嗜睡がある場合は、佩蘭・滑石・石菖蒲を加え清暑化湿をはかる。腹満・舌苔膩がある場合は、蒼朮・厚朴を加え燥湿除満をはかる。熱盛便秘がある場合は、生大黄・全瓜蔞を加え通腑泄熱をはかるか、涼膈散（りょうかくさん）（大黄、芒硝、甘草、山梔子、黄芩、薄荷、連翹、〈煎じる時、竹葉、白蜜〉）を用いて表裏双解をはかる。

2. 邪熾気営証

症状：壮熱が退かない、激しい頭痛、嘔吐が頻繁、口渇、頸項部のこわばり、イライラ、不安感、神昏、譫語、四肢の抽搐、喉間痰鳴、呼吸不利、便秘、尿量少・色濃い。舌質紅絳・舌苔黄膩、脈数有力。

証候分析：本証は暑邪が衛表から裏の気分・営分に伝入したか、暑邪が旺盛で直接気分・営分に浸入したために、気営両燔（きえいりょうはん）、三焦火熾（さんしょうかし）の証となったものである。証候は、高熱・昏迷・抽風の暑温三大主証が特徴である。気分証に偏っている場合は、壮熱、発汗、口渇、イライラ、不安感がみられ、営分証に偏っている場合は、神志昏迷、四肢抽搐、舌質紅絳がみられる。

治法：清気涼営、瀉火滌痰

方薬：清瘟敗毒飲（せいおんはいどくいん）『疫疹一得』加減

生石膏・生地黄・犀角・黄連・山梔子・桔梗・黄芩・知母・赤芍・玄参・連翹・竹葉・甘草・牡丹皮 各等分

方意：処方中、生石膏・犀角は清気涼営に、生地黄・知母・牡丹皮は涼営滋陰に、黄連・黄芩は清熱解毒に、甘草は甘平で調和諸薬に働く。

頭痛・項痛・不安感がある場合は、杭菊花・僵蚕・蔓荊子を加え解熱止

痛をはかる。嘔吐が頻繁な場合は、生姜・竹筎を加え和胃止嘔をはかる。抽搐が頻繁にある場合は、羚羊角粉・釣藤鈎・安宮牛黄丸（牛黄・水牛角・鬱金・黄連・朱砂・山梔子・黄芩・雄黄・真珠・麝香・竜脳）を加え清熱鎮涼をはかる。喉間痰鳴がありイライラ・譫語がある場合は、天竺黄・鮮竹瀝・猴棗散（猴棗、羚羊角、麝香、月石、伽楠香、貝母、礞石、天竺黄）を加え化痰開竅をはかる。高熱・腹脹・便秘がある場合は、生大黄・玄明粉を加え瀉火通腑をはかる。口唇の乾燥感があり尿量少・色濃いなどがある場合は、生地黄・西瓜汁を加え清暑生津をはかる。顔色が白く四肢厥冷・呼吸不利がある場合は、独参湯を加え益気固脱をはかる。珠のような発汗があり、脈が絶えそうな場合は、参附竜牡救逆湯（人参・附子・竜骨・牡蠣・芍薬・炙甘草）を用いて回陽救逆をはかる。

3. 邪入営血証

症状：熱が退かない、症状が朝は軽く夜に重くなる、神昏、両目上視、歯を食いしばる、抽搐をくり返す、四肢厥冷、胸腹の灼熱感、二便失禁、吐血、皮膚に斑疹。舌質紫絳少津・舌苔薄、脈沈細数。

証候分析：本証は暑邪がさらに深く入り、邪気と正気の闘争で正気が邪気に勝てず、営分・血分に入って陰津を消耗するものである。証候では、身熱が退かない、深い神昏、反応低下、抽搐、動血、舌質紫絳少津が特徴である。

治法：涼血清心、増液潜陽

方薬：犀角地黄湯『備急千金要方』合増液湯『温病条弁』加減

犀角地黄湯：生地黄 30g、赤芍・牡丹皮各 9g、犀角 3g

増液湯：玄参 30g、麦門冬・生地黄各 24g

方意：処方中、犀角・赤芍・牡丹皮は清営涼血解毒に、麦門冬・生地黄・玄参は増液潜陽に働く。竹葉心・連翹を加え、清心除煩をはかるとよい。

高熱が退かない場合は、竜胆草・黄連を加え清熱瀉火をはかる。頻繁に抽搐がある場合は、羚羊角粉・釣藤鈎を加え熄風止痙をはかる。喉間痰鳴があり神志が模糊（朦朧）の場合は、天竺黄・石菖蒲・礬鬱金を加え化痰開竅をはかる。昏迷で醒めない場合は、安宮牛黄丸（牛黄・水牛角・鬱金・黄連・朱砂・山梔子・黄芩・雄黄・真珠・麝香・竜脳）を加え清心開竅をはかる。四肢厥冷がある場合は、参附注射液（紅参・黒附片）を静脈注射する。脈が絶えそうな場合は、生脈注射液（紅参・麦門冬・五味子）を静脈注射する。

○ 回復期・後遺症期

1. 陰虚内熱証

症状：微熱が退かない、不規則な発熱、両顴部潮紅、手足・心の灼熱感、虚煩不寧（不寧は不安定な状態）、時に驚悸、口渇、のどの乾燥感、便秘・尿量少。舌質紅絳・舌苔光剝、脈細数。

証候分析：本証は回復期にみられ、暑邪が退いた後、陰液が消耗し、余邪が尽きていない状態である。微熱が退かない、両顴部潮紅、手足・心の灼熱感、口渇、のどの乾燥感、舌質紅絳が特徴である。

治法：養陰清熱

方薬：青蒿鱉甲湯『温病条弁』合清絡飲『温病条弁』加減

　　　青蒿鱉甲湯：青蒿・知母各6g、鱉甲15g、生地黄12g、牡丹皮9g

　　　清絡飲：鮮荷葉・金銀花・西瓜翠衣・絲瓜皮・竹葉心各6g、鮮扁豆花1枝

方意：処方中、青蒿は内清虚熱に、鱉甲・生地黄は養陰清熱に、西瓜翠衣・絲瓜皮は清熱生津除煩に働く。

　　　便秘には、瓜蔞仁・火麻仁を加え潤腸通便をはかる。虚煩不寧には、胡黄連・蓮子心を加え清心除煩をはかる。驚悸・虚煩があれば、釣藤鈎・珍珠母を加え安神除煩をはかる。

2. 営衛不和証

症状：不安定な身熱がつづく、顔色蒼白、疲労、無気力、多汗、温まらない、四肢の冷え、軟便、小便清長。舌質胖嫩・舌質淡・舌苔白、脈細数無力。

証候分析：本証は回復期にみられ、病後の失調や余邪の残留により衛陽が損傷して衛外が不固となり、営陰が外泄したものである。不安定な身熱、多汗で身体が温まらない、体虚で感冒にかかりやすいなどが特徴である。

治法：調和営衛

方薬：黄耆桂枝五物湯『金匱要略』加減

　　　黄耆・芍薬・桂枝各9g、生姜18g、大棗4個

方意：処方中、黄耆・生姜・芍薬は調和営衛に、黄耆・大棗は健脾益気に働く。竜骨・牡蠣・浮小麦を加え、斂陰止汗をはかるとよい。

　　　疲労がある場合は、太子参・山薬を加え益気健脾をはかる。消化不良や軟便には、鶏内金・山楂子を加え和胃消食をはかる。寒気・鼻水がある場合は、蘇葉・防風を加え解表散寒をはかる。

3. 痰蒙清竅証

症状：神志不清、反応遅鈍・焦躁不安、言語不利・失語、嚥下困難、口角の流涎、喉間痰鳴。舌質胖嫩・舌苔厚膩、脈濡滑。

証候分析：本証は回復期・後遺症期にみられ、痰濁が内閉して清竅を蒙蔽するために起こる。神志不清、反応遅鈍・焦躁不安、嚥下困難、喉間痰鳴、舌苔厚膩を特徴とする。

治法：豁痰開竅

方薬：滌痰湯『厳氏易簡帰一方』加減

胆南星・半夏各12g、枳実・茯苓各10g、陳皮7.5g、石菖蒲・人参各5g、竹茹3.5g、甘草2.5g、生姜5片

方意：処方中、胆南星・半夏・石菖蒲は化痰開竅に、陳皮・枳実は理気化痰に働く。

四肢の抽搐がある場合は、全蝎・蜈蚣・僵蚕を加え鎮驚熄風をはかる。痰涎壅盛で喉間痰鳴があれば、礞石粉200g・月石粉100g・玄明粉100gを混ぜて、毎回1〜3gを1日3回服用し、泄濁化痰をはかる。

4. 痰火内擾証

症状：泣き叫ぶ、狂騒、手足の躁動（焦躁して動く）、虚煩、不眠、神志不清、のどの乾燥、口渇。舌質紅絳・舌苔黄膩、脈数有力。

証候分析：本証は回復期・後遺症期にみられ、熱邪が肝胆に鬱滞して痰と熱が結びつき心神を擾乱させるために起こる。狂騒、神志不清、舌質紅絳・舌苔黄膩が特徴である。

治法：滌痰瀉火

方薬：竜胆瀉肝湯『太平恵民和剤局方』加減

沢瀉12g、黄芩・山梔子・車前子・生地黄各9g、
竜胆草・木通・柴胡・甘草各6g、当帰3g

方意：処方中、竜胆草・山梔子・黄芩は清心瀉火に、当帰・生地黄は養陰安神に働く。天竺黄・胆南星・礞石を加え滌痰降気をはかるとよい。

焦躁・不眠があれば、竜骨・霊磁石・遠志を加え安神定志をはかる。狂騒があれば朱砂0.1〜0.2gを加え、毎日3回服用し、鎮驚安神をはかる。

5. 気虚血瘀証

症状：顔色萎黄（いおう）。肢体の動きが悪い、固まって硬直する、震え、筋肉の軟弱無力。疲労、倦怠感、発汗しやすい。舌質偏淡・舌苔薄白、脈細弱。

証候分析：本証は回復期・後遺症期にみられ、熱病後に気血が損傷して気虚血瘀となり、筋脈・筋肉が失養する。疲労、倦怠感、多汗、筋肉の軟弱無力、肢体の動きが悪いなどが特徴である。

治法：益気養陰、活血通絡

方薬：補陽還五湯（ほようかんごとう）『医林改錯』加減

黄耆120g、当帰6g、赤芍5g、地竜・川芎・紅花・桃仁各3g

方意：処方中、黄耆・当帰は益気養血に、川芎・紅花・赤芍は活血化瘀に、地竜は通経活絡に働く。

肢体のこわばりがあれば、白芍・生地黄・烏稍蛇を加え滋陰祛風をはかる。震えがある場合は、阿膠・鼈甲・鶏子黄を加え養血熄風をはかる。筋肉の軟弱無力、身体が痩せる症状がある場合は、人参・茯苓・五加皮を加え補気生肌をはかる。また外治法、鍼灸、推拿などを併用すると効果が上がりやすい。

6. 風邪留絡証

症状：肢体の硬直・麻痺、関節のこわばり、角弓反張（かくきゅうはんちょう）、癲癇（てんかん）発作。舌苔薄白、脈細弦。

証候分析：本証は回復期・後遺症期にみられ、余邪が尽きていない上に風邪が入り、経絡に流注（流れそぐ）して気血を痺阻させるために起こる。臨床では、肢体の硬直性麻痺が特徴である。

治法：捜風通絡、養血舒筋

方薬：止痙散（しけいさん）（経験方）加味

全蝎・蜈蚣・天麻・僵蚕 各等分

方意：処方中、全蝎・蜈蚣・僵蚕は捜風通絡（そうふうつうらく）に働く。当帰・生地黄・白芍を加え滋陰柔肝を、紅花・鶏血藤を加え活血化瘀をはかるとよい。

角弓反張があれば、葛根・釣藤鈎を加え舒筋活絡をはかる。癲癇発作があれば、羚羊角粉・胆南星・天麻・釣藤鈎を加え熄風定癇（そくふうていかん）をはかる。

第 7 章のポイント

■麻疹
1. **定義**：中医小児科四大要証(痧・痘・驚・疳)の1つ
2. **病因病機**
3. **弁証論治**

　○ 順証
　1) 邪犯肺衛証：治法：辛涼透表・清宣肺衛　方薬：宣毒発表湯加減
　2) 邪入肺胃証（見形期・出疹期）：治法：清涼解毒・透疹達邪
　　　　　　　　　　　　　　　　方薬：清解透表湯加減
　3) 陰津耗傷証（疹回期・回復期）：治法：養陰益気・清解余邪
　　　　　　　　　　　　　　　　方薬：沙参麦門冬湯加減

　○ 逆証
　1) 邪毒閉肺証：治法：宣肺開閉・清熱解毒　方薬：麻杏石甘湯加減
　2) 邪毒攻喉証（熱毒攻喉証）：治法：清熱解毒・利咽消腫
　　　　　　　　　　　　　　方薬：清咽下痰湯加減
　3) 邪陥心肝証：治法：平肝熄風・清心開竅　方薬：羚角鈎藤湯加減

■風疹
1. **定義**
2. **病因病機**
3. **弁証論治**

　1) 邪犯肺衛証：治法：疏風解表清熱　方薬：銀翹散加減
　2) 邪入気営証（邪熱熾盛証）：治法：清気涼営解毒
　　　　　　　　　　　　　　方薬：透疹涼解湯加減

■丹疹
1. **定義**
2. **病因病機**
3. **弁証論治**

　1) 邪侵肺衛証：治法：辛涼宣透・清熱利咽　方薬：解肌透痧湯加減
　2) 毒熾気営証：治法：清気涼営・瀉火解毒　方薬：涼営清気湯加減

3）疹後陰傷証：治法：養陰生津・清熱潤喉　方薬：沙参麦門冬湯加減

■水痘

1. 定義
2. 病因病機：①邪傷肺衛　②毒熾気営
3. 弁証論治

　　本病の弁証では、主に衛分・気分・営分の弁別が重要である

　1）邪傷肺衛（風熱軽証）：治法：疏風清熱・利湿解毒　方薬：銀翹散加減
　2）邪熾気営（毒熱重証）：治法：清気涼営・解毒化湿
　　　　　　　　　　方薬：清胃解毒湯加減

■痄腮

1. 定義
2. 病因病機：①邪犯少陽　②熱毒壅盛
3. 弁証論治

　○ 常証
　1）邪犯少陽証（温毒在表証）：治法：疏風清熱・散結消腫
　　　　　　　　　　方薬：柴胡葛根湯加減／銀翹散加減
　2）熱毒壅盛証：治法：清熱解毒・軟堅散結　方薬：普済消毒飲加減
　○ 変証
　1）邪陥心肝証：治法：清熱解毒・熄風開竅　方薬：清瘟敗毒飲加減
　2）毒竄睾腹証：治法：清肝瀉火・活血止痛　方薬：竜胆瀉肝湯加減

■手足口病

1. 定義
2. 病因病機
3. 弁証論治

　1）邪犯肺脾証：治法：宣肺解表・清熱化湿　方薬：甘露消毒丹加減
　2）湿熱蒸盛証：治法：清熱涼営・解毒祛湿　方薬：清瘟敗毒飲加減

■暑温（流行性乙型脳炎）

1. 定義
2. 病因病機：①衛気営血伝変　②熱痰風演変
3. 弁証論治

　　本病の急性期の主症状は高熱・抽風・昏迷であり、これは熱・痰・風

の典型的な証候である
○ 初期・極期（急性期）
1）邪犯衛気証：治法：辛涼解表・清暑化湿
　　　　　　　方薬：衛分証：新加香薷飲加減
　　　　　　　　　　気分証：白虎湯加減
2）邪熾気営証：治法：清気涼営・瀉火滌痰　方薬：清瘟敗毒飲加減
3）邪入営血証：治法：涼血清心・増液潜陽
　　　　　　　方薬：犀角地黄湯合増液湯加減
○ 回復期・後遺症期
1）陰虚内熱証：治法：養陰清熱　方薬：青蒿鼈甲湯合清絡飲加減
2）営衛不和証：治法：調和営衛　方薬：黄耆桂枝五物湯加減
3）痰蒙清竅証：治法：豁痰開竅　方薬：滌痰湯加減
4）痰火内擾証：治法：滌痰瀉火　方薬：竜胆瀉肝湯加減
5）気虚血瘀証：治法：益気養陰・活血通絡　方薬：補陽還五湯加減
6）風邪留絡証：治法：搜風通絡・養血舒筋　方薬：止痙散加味

第8章 その他の疾病・附

夏季熱

定義

　夏季熱とは、嬰幼児が暑い日に発症する特有の季節性疾病である。暑熱症ともいい、臨床では長期間の**発熱、口渇、多飲、多尿、少汗か無汗**を特徴とする。

　本病の発症は**6ヵ月から3歳**の嬰幼児に多く、5歳以上ではほとんどみられず、暑い地域で発症しやすい。発病は6～8月に集中し、気温の上昇や猛暑の気候と関係が深い。気温が高いほど発病率も高く、気温の上昇とともに症状も悪化するが、秋になり涼しくなってくると症状も自然と消えていく。

　本病は合併症がなければ予後は良好である。近年は生活環境の改善とともに発病率も低下しているが、典型的ではない病例が増加しはじめている。

病因病機

　夏季熱の発病原因は、小児が体質的に夏季の炎暑に耐えられないことである。例えば未成熟児や早産などで先天稟賦が弱く腎気が不足していたり、後天の調養（飲食の養生）が失調して脾胃虚弱になったり、また泄瀉や麻疹等の病後で気陰両虚になっていたりした場合、小児の体質がより虚弱になり、夏になると暑気の薫蒸に耐えられず、本病を発症する。

1．暑傷肺胃

　身体が虚弱な小児が暑気にあたり、肌腠に熱を受け肺・胃に侵入する。暑邪の性質は炎熱で、気・津を消耗しやすい。暑熱が内蘊して肺胃の津液を焼灼し、内熱が旺盛になるため、発熱、口渇、多飲がみられる。肺は宣発・粛降を主り、外側は皮毛・腠理に合し、開闔（開閉）を主って水道を通暢する。暑気が肺衛を傷めると、腠理の開闔作用が失調し、肌膚が閉じて宣発作用も低下する。また肺津が暑熱で傷み、気津両虚となって水源が不足し水液を輸布できなくなるため、少汗または無汗となる。

　同時に小児は脾胃が虚弱で、暑気で脾気を傷め中陽不振になると、気の昇提作

用（昇清作用）が失調して気虚下陥となり、膀胱に下った水液を再利用できなくなり、多尿となる。汗・尿はともに陰津に属す同源異物のため、汗が出ないと尿が増え、排尿過多だと津を消耗し、津を消耗すると飲水量が増えるため、少汗または無汗・口渇と多飲・多尿が同時に現れるようになる。

2. 上盛下虚

　病気が長引いたり、もともとの**虚弱体質**や**脾腎陽虚**で、元気を損傷し、腎陽が衰弱して腎の封蔵作用（貯蔵する・隠すの意）、膀胱の固摂作用が失調するため、小便清長となる。腎陰不足で津液が心を涼潤できないと、上部に暑熱が薫蒸するため、身熱、イライラなどがみられる。心胃の火は上部を蒸し、腎陽のみが下部で虚となり、上部は熱、下部は陽虚となるため、「上盛下虚」証となる。

　本病は夏季に発生するとはいえ、小児が暑邪を感受したわけでも、暑邪が営血分に入ったわけでもないので、涼しい秋になると自然と治癒する。小児が歳を重ね体質が丈夫になると、翌年の夏季には再発しない。たとえ数年つづけて発病しても、年々症状は軽減し、次第に発病しなくなっていく。

弁証論治

　本病を弁証する際は、小児の**体質的な状況や臨床症状**から、暑気が肺胃の気陰を傷めたために発病したのか、下焦の腎の陽気を損傷したために発病したかを弁別しなければならない。

　健康な小児が、発病当初は症状もみられないが、次第に発熱、口渇、多飲、多尿、舌質紅、脈数、ただし食欲は正常などがみられるものは、暑傷肺胃証が多い。

　虚弱体質や先天不足があり、病気が長引いた子供で、暑熱証の典型的な症状以外に顔色蒼白、下肢の冷え、軟便などがみられる場合は、上盛下虚証が多い。

　治療は**清暑泄熱、益気生津**が基本原則である。清暑泄熱は清泄肺胃内熱を重視し、辛涼清暑薬が適しているが、化燥傷陰しないために苦寒薬の使いすぎに注意しなければならない。益気生津は滋養肺胃・補助中気が適しており、甘潤薬を選択するが、積滞を起こさないように滋膩薬の多用に注意する。また助熱しすぎないよう、峻補気陽薬は用いない。

　上盛下虚証では病位は心腎にあり、腎陽不足から真陰虚損、心火上炎となるため、治療では温腎陽、清心火の温下清上に、佐として潜陽（高ぶった陽気を抑える）が適

している。薬物治療だけでなく、食療法も大切で、また子供を炎熱の環境に置かないように注意する。

1. 暑傷肺胃証

症状：夏になると体温が次第に高くなる、持続的な発熱、気温が上がると体温も連れて上がる。皮膚の灼熱感、少汗または無汗、口渇、多飲。頻尿がありひどいと飲んですぐにトイレに行く。イライラ、口唇の乾燥。舌質稍紅・舌苔薄黄、脈数。

証候分析：本証の多くは疾病初期か中期である。暑気が肺胃に迫り、気陰を消耗する。暑傷肺気が主であれば、発熱、無汗、多尿の症状が重い。暑傷胃津であれば、口渇、多飲の症状が重くなる。

治法：清暑益気、養陰生津

方薬：王氏清暑益気湯（おうしせいしょえっきとう）『温熱経緯』加減

西洋参4.5g、西瓜皮30g、蓮梗・粳米各15g、黄連3g、石斛・麦門冬各9g、竹葉・知母・甘草各6g

方意：処方中、西瓜皮・蓮梗は解暑清熱に、西洋参・石斛・麦門冬は益気生津に、竹葉・知母・黄連は清熱瀉火に、甘草・粳米は益胃和中に働く。
イライラが強い場合は、蓮子心・玄参を加え清心安神の効能を強める。疲れや消化不良がある場合は、白朮・麦芽を加え健脾和胃の効能を強める。舌苔白膩には、藿香・佩蘭・扁豆花を加え清暑化湿の効能を強める。胃熱亢盛で高熱や多飲がある場合は、白虎加人参湯（びゃっこかにんじんとう）（知母・石膏・粳米・甘草・人参）を用いる。口渇、吐き気、舌質紅・舌苔少で暑気内擾（しょきないじょう）には、竹葉石膏湯（ちくようせっこうとう）（竹葉・石膏・半夏・麦門冬・人参・甘草・粳米）を用いる。

2. 上盛下虚証

症状：熱がなかなか退かない、朝方にひどく夕方になると落ち着く。精神萎靡（いび）、虚煩不安、顔色蒼白、下肢の冷え、小便清長、頻尿、軟便、口渇、多飲。舌質淡・舌苔薄黄、脈細数無力。

証候分析：本証は病程が比較的長く、虚弱体質の子供に多い。暑傷肺胃証との主な違いは、腎陽虚衰があるため、下肢の冷え、小便清長、頻尿、軟便などの症状がみられることである。

治法：温補腎陽、清心護陰

方薬：温下清上湯（経験方）加減

黄連・附子・磁石・蛤粉・菟絲子・覆盆子・桑螵蛸・天花粉・補骨脂・白蓮須・竜歯 各等分

方意：処方中、附子は下温腎陽に、黄連は上清心火に、竜歯・磁石は潜浮越陽に、菟絲子・覆盆子・桑螵蛸・補骨脂は温腎固渋に、蛤粉・天花粉は清熱護陰に働く。

イライラ、口渇、舌質紅赤の場合は、淡竹葉・玄参・蓮子心を加え清心火の効能を強める。腎の陰陽両虚では、白虎加人参湯（知母・石膏・粳米・甘草・人参）合金匱腎気丸（乾地黄・山薬・山茱萸・茯苓・牡丹皮・沢瀉・桂枝・附子）加減を用いる。

＊

〈疰夏について〉

疰夏とは、春夏の間に発症する特有の季節性疾病である。注夏ともいう。臨床では全身の倦怠感、飲食不振、大便不調を特徴とする。秋になり涼しくなってくると自然と症状も消えていく。近年では、疰夏は夏季熱と似ているため、対応は本章を参照する。

附 小児推拿療法

　小児推拿療法は、5歳以下の子供のかぜ、下痢、疳積、斜頸（p.33 参照）、麻痺などの病証を治療する手法である。

1. 常用される手法

1) 推　法：親指か食指・中指で、選択した経穴上を推動する。まっすぐ推動する直推法と、両手の親指で推動する分推法がある。
2) 揉　法：指または手のひらで選択した穴位の位置を丸を書くように揉む。
3) 捏脊法：中指・薬指・小指は半握り状態で、親指と食指で皮膚と筋肉をつまんで持ち上げ、脊柱に沿って臀部から首まで推動させる。
4) 推脊法：食指と中指で、首から腰部まで脊柱に沿って下に向けてまっすぐ推動する。

2. 小児推拿療法経穴表

経穴名	位置	主治	やり方
脾土	親指裏面	下痢、嘔吐	推法。200〜500回
大腸	人差し指の橈骨側から虎口の一直線	食積、下痢	推法。100〜300回
板門	大魚際の隆起部	胸悶、嘔吐、食積腹痛、食欲不振	推法・揉法。50〜200回
三関	前腕小指側、手首から肘まで一直線	かぜの悪寒・無汗、営養不良	推法。手首から肘へ、200〜500回
六腑	手首から肘まで親指側の一直線	発熱、多汗。虚証禁忌	推法。肘から手首へ、100〜500回
天河水	手首から肘まで真ん中の一直線	かぜの発熱、身熱、煩躁	推法。手首から肘へ、100〜500回
七節	第4腰椎から尾骨までの一直線	下痢、赤痢、食積腹脹、腸熱便秘	推法。上から下へ、または逆に。200〜500回
亀尾	尾骨のところ	下痢、脱肛、便秘	揉法。300〜600回
丹田	臍下2寸	少腹痛、遺尿、脱肛、小便少	揉法。3〜5分間

3. 小児推拿の手法

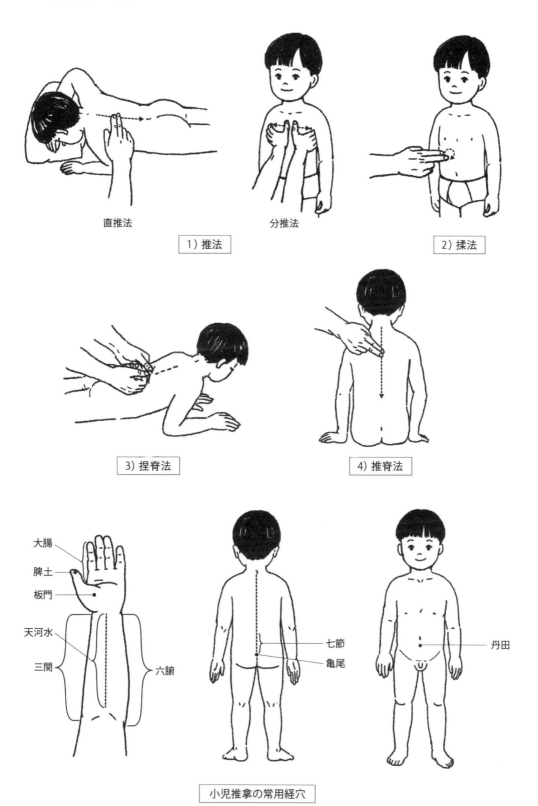

直推法　　　　分推法
1) 推法　　　　　　　　2) 揉法

3) 捏脊法　　　　　　　4) 推脊法

大腸
脾土
板門
天河水
三関　　六腑

七節
亀尾

丹田

小児推拿の常用経穴

4. よくみられる病証の治療

病証	位置
下痢	推法で脾土を 500 回、大腸を 200 回、七節を 300 回。 揉法で腹部を 5 分間、臍部を 3 分間、亀尾を 500 回
疳積・営養不良	推法で脾土を 500 回、大腸を 200 回、三関を 400 回。 揉法で腹部を 5 分間、捏脊法を 5 回
外感発熱	推法で天河水を 300 回、六腑を 300 回、推脊法を 500 回。 無汗の場合は三関を 400 回
嘔吐	揉法で板門を 50 回
脱肛	揉法で丹田を 5 分間、亀尾を 500 回、腹部を 3 分間。 推法で七節を 300 回

第8章のポイント

■夏季熱
1. 定義
2. 病因病機：①暑傷肺胃　②上盛下虚
3. 弁証論治
    1）暑傷肺胃証：治法：清暑益気・養陰生津　方薬：王氏清暑益気湯加減
    2）上盛下虚証：治法：温補腎陽・清心護陰　方薬：温下清上湯加減

■附　小児推拿療法
1. 常用される手法
2. 小児推拿療法経穴表
3. 小児推拿の手法
4. よくみられる病証の治療

【附】
本教科書に登場する中薬一覧表

【附】本教科書に登場する中薬一覧表 　五十音順

	中薬	性	味	帰経	功能	分類
ア行	阿膠　あきょう	平	甘	肺・肝・腎	補血・滋陰・潤肺・止血	補血
	安息香　あんそくこう	温	辛苦	心・肝・脾・胃	闢穢開竅・行気活血	開竅
	葳蕤（玉竹）　いずい（ぎょくちく）	微寒	甘	肺・胃	養陰潤燥・生津止渇	補陰
	茵蔯蒿　いんちんこう	微寒	苦辛	脾・胃・肝・胆	利湿退黄・解毒療瘡	利湿退黄
	鬱金　うこん	寒	辛苦	肝・胆・心	活血止痛・行気解鬱・清心涼血・利胆退黄	活血止痛
	烏梅　うばい	平	酸渋	肝・脾・肺・大腸	斂肺止咳・渋腸止瀉・安蛔止痛・生津止渇	収渋
	烏薬　うやく	温	辛	肺・脾・腎・膀胱	行気止痛・温腎散寒	理気
	延胡索　えんごさく	温	辛苦	心・肝・脾	活血・行気・止痛	活血止痛
	黄耆　おうぎ	微温	甘	脾・肺	健脾補中・昇陽挙陥・益衛固表・利尿・托毒生肌	補気
	黄芩　おうごん	寒	苦	肺・胆・脾・胃・大腸・小腸	清熱燥湿・瀉火解毒・止血・安胎	清熱燥湿
	罌粟殻　おうぞくかく	平	酸渋・有毒	肺・大腸・腎	渋腸止瀉・斂肺止咳・止痛	収渋
	黄柏　おうばく	寒	苦	腎・膀胱・大腸	清熱燥湿・瀉火除蒸・解毒療瘡	清熱燥湿
	黄連　おうれん	寒	苦	心・脾・胃・胆・大腸	清熱燥湿・瀉火解毒	清熱燥湿
	遠志　おんじ	温	苦辛	心・腎・肺	安神益智・祛痰開竅・消散癰腫	養心安神
カ行	槐花　かいか	微寒	苦	肝・大腸	涼血止血・清肝瀉火	涼血止血
	薤白　がいはく	温	辛苦	肺・胃・大腸	通陽散結・行気導滞	理気
	海螵蛸　かいひょうしょう	微温	鹹渋	肝・腎	固精止帯・収斂止血・制酸止痛・収湿斂瘡	収渋
	海浮石　かいふせき	寒	鹹	肺・腎	清肺化痰・軟堅散結・利尿通淋	清化熱痰
	荷梗　かこう	平	苦	肝・脾・胃	通気寛胸・和胃安胎	祛暑
	訶子　かし	平	苦酸渋	肺・大腸	渋腸止瀉・斂肺止咳・利咽開音	収渋
	葛花　かっか	平	甘	脾・胃	解酒毒・醒脾和胃	辛涼解表
	藿香　かっこう	微温	辛	脾・胃・肺	化湿・止嘔・解暑	化湿

中薬	性	味	帰経	功能	分類
葛根　かっこん	涼	甘辛	脾・胃	解肌退熱・透疹・生津止渇・昇陽止瀉	辛涼解表
滑石　かっせき	寒	甘淡	膀胱・肺・胃	利尿通淋・清熱解暑・収湿斂瘡	利尿通淋
荷葉　かよう	平	苦渋	肝・脾・胃	清暑利湿・昇陽止血	祛暑
訶梨勒皮　かりろくひ	温	苦酸渋	肺・胃・大腸	斂肺・渋腸・下気・利咽	収渋
瓜蔞　かろ	寒	甘微苦	肺・胃・大腸	清熱化痰・寛胸散結・潤腸通便	清化熱痰
乾姜　かんきょう	熱	辛	脾・胃・腎・心・肺	温中散寒・回陽通脈・温肺化飲	温裏
甘遂　かんずい	寒	苦・有毒	肺・腎・大腸	瀉水逐飲・消腫散結	峻下逐水
寒水石　かんすいせき	寒	辛鹹	心・胃・腎	清熱瀉火	清熱瀉火
甘草　かんぞう	平	甘	心・脾・肺・胃	補脾益気・祛痰止咳・緩急止痛・清熱解毒・調和諸薬・緩和薬性	補気
款冬花　かんとうか	温	辛微苦	肺	潤肺下気・止咳化痰	止咳平喘
桔梗　ききょう	平	苦辛	肺	宣肺・祛痰・利咽・排膿	清化熱痰
菊花　きくか	微寒	辛甘苦	肺・肝	疏散風熱・平抑肝陽・清肝明目・清熱解毒	辛涼解表
亀甲　きこう	寒	甘	腎・肝・心	滋陰潜陽・益腎健骨・養血補心	補陰
枳殻　きこく	温	苦辛酸	脾・胃・大腸	破気除痞・化痰消積	理気
枳実　きじつ	温	苦辛酸	脾・胃・大腸	破気除痞・化痰消積	理気
橘紅　きっこう	温	辛苦	脾・肺	理気健脾・燥湿化痰	理気
橘皮　きっぴ	温	辛苦	脾・肺	理気健脾・燥湿化痰	理気
亀板　きばん	寒	鹹甘	腎・肝・心	滋陰潜陽・清虚熱・益腎強骨・固経止崩・養血補心	補陰
羌活　きょうかつ	温	辛苦	膀胱・腎	解表散寒・祛風勝湿・止痛	辛温解表
僵蚕　ぎょうさん	平	鹹辛	肝・肺・胃	祛風定驚・化痰散結	熄風止痙
杏仁　きょうにん	微温	苦・小毒	肺・大腸	止咳平喘・潤腸通便	止咳平喘
蜣螂　きょうろう	寒	鹹・有毒	胃・肝・大腸	解毒・消腫・通便	その他
金銀花　きんぎんか	寒	甘	肺・心・胃	清熱解毒・疏散風熱	清熱解毒

中薬	性	味	帰経	功能	分類
銀柴胡　ぎんさいこ	微寒	甘	肝・胃	清虚熱・除疳熱	清虚熱
金鈴子　きんれいし	寒	苦・小毒	肝・胃・小腸・膀胱	行気止痛・殺虫	理気
藕節　ぐうせつ	平	甘渋	肝・肺・胃	収斂止血	収斂止血
枸杞子　くこし	平	甘	肝・腎	滋補肝腎・益精明目	補陰
苦参　くじん	寒	苦	心・肝・脾・胃・大腸・膀胱	清熱燥湿・殺虫・利尿	清熱燥湿
瞿麦　くばく	寒	苦	心・小腸	利尿通淋・破血通経	利尿通淋
荊芥　けいがい	微温	辛	肺・肝	祛風解表・透疹消瘡・止血	辛温解表
桂枝　けいし	温	辛甘	心・肺・膀胱	発汗解肌・温通経脈・助陽化気	辛温解表
鶏子黄　けいしおう	平	甘	心・腎	滋陰潤燥・養血熄風	その他
鶏内金　けいないきん	平	甘	脾・胃・小腸・膀胱	消食健胃・渋精止遺	消食
血竭　けっけつ	平	甘鹹・小毒	肝	活血定痛・化瘀止血・斂瘡生肌	活血療傷
芫花　げんか	温	苦辛・有毒	肺・脾・腎	瀉水逐飲・祛痰止咳・殺虫療瘡	峻下逐水
芡実　けんじつ	平	甘渋	脾・腎	益腎固精・健脾止瀉・除湿止帯	収渋
玄参　げんじん	微寒	甘苦鹹	肺・胃・腎	清熱涼血・瀉火解毒・滋陰	清熱涼血
膠飴　こうい	温	甘	脾・胃・肺	補益中気・緩急止痛・潤肺止咳	補気
紅花　こうか	温	辛	心・肝	活血通経・祛瘀止痛	活血調経
香薷　こうじゅ	微温	辛	肺・脾・胃	発汗解表・化湿和中・利水消腫	辛温解表
香豉　こうち	涼	苦辛	肺・胃	解表・除煩・宣発鬱熱	辛涼解表
香附子　こうぶし	平	辛微苦微甘	肝・脾・三焦	疏肝解鬱・調経止痛・理気調中	理気
粳米　こうべい	平	甘	胃・肺・脾	補中益気・健脾和胃・除煩渇・止瀉痢	補気
厚朴　こうぼく	温	苦辛	脾・胃・肺・大腸	燥湿消痰・下気除満	化湿
藁本　こうほん	温	辛	膀胱	祛風散寒・除湿止痛	辛温解表
高良姜　こうりょうきょう	熱	辛	脾・胃	散寒止痛・温中止嘔	温裏

	中薬	性	味	帰経	功能	分類
	牛黄　ごおう	涼	甘	心・肝	化痰開竅・涼肝熄風・清熱解毒	熄風止痙
	胡黄連　こおうれん	寒	苦	肝・胃・大腸	退虚熱・除疳熱・清湿熱	清虚熱
	氷砂糖　こおりざとう	平	甘	肺・脾	健脾和胃・潤肺止咳	その他
	牛膝　ごしつ	平	苦甘酸	肝・腎	活血通経・補肝腎・強筋骨・利水通淋・引火下行	活血調経
	呉茱萸　ごしゅゆ	熱	辛苦・小毒	肝・脾・胃・腎	散寒止痛・降逆止嘔・助陽止瀉	温裏
	五倍子　ごばいし	寒	酸渋	肺・大腸・腎	斂肺降火・止咳止汗・渋腸止瀉・固精止遺・収斂止血・収湿斂瘡	収渋
	琥珀　こはく	平	甘	心・肝・膀胱	鎮驚安神・活血化瘀・利尿通淋	重鎮安神
	牛蒡子　ごぼうし	寒	辛苦	肺・胃	疏散風熱・宣肺祛痰・利咽透疹・解毒消腫	辛涼解表
	胡麻　ごま	平	甘	肝・腎・大腸	補肝腎・潤腸燥	補陰
	五味子　ごみし	温	酸甘	肺・心・腎	収渋固渋・益気生津・補腎寧心	収渋
	五霊脂　ごれいし	温	苦鹹甘	肝	活血止痛・化瘀止血	活血止痛
サ行	犀角　さいかく（水牛角）（すいぎゅうかく）	寒	苦鹹	心・肝	清熱涼血・解毒・定驚	清熱涼血
	柴胡　さいこ	微寒	苦辛	肝・胆	解表退熱・疏肝解鬱・昇挙陽気	辛涼解表
	細辛　さいしん	温	辛・小毒	肺・腎・心	解表散寒・祛風止痛・温肺化飲・通竅	辛温解表
	砂仁　さにん	温	辛	脾・胃・腎	化湿行気・温中止瀉・安胎	化湿
	山楂子　さんざし	微温	酸甘	脾・胃・肝	消食化積・行気散瘀	消食
	山梔子　さんしし	寒	苦	心・肺・三焦	瀉火除煩・清熱利湿・涼血解毒・涼血止血	清熱瀉火
	山茱萸　さんしゅゆ	微温	酸渋	肝・腎	補益肝腎・収渋固渋	収渋
	酸棗仁　さんそうにん	平	甘酸	心・肝・胆	養心益肝・安神・斂汗	養心安神
	山薬　さんやく	平	甘	脾・肺・腎	補脾養胃・生津益肺・補腎渋精	補気
	紫菀　しおん	微温	苦辛甘	肺	潤肺化痰止咳	止咳平喘
	絲瓜絡　しからく	平	甘	肺・胃・肝	祛風・通絡・活血	祛風湿熱
	地骨皮　じこっぴ	寒	甘	肺・肝・腎	涼血除蒸・清肺降火	清虚熱

中薬	性	味	帰経	功能	分類
磁石　じせき	寒	鹹	心・肝・腎	鎮驚安神・平肝潜陽・聡耳明目・納気平喘	重鎮安神
紫蘇子　しそし	温	辛	肺・大腸	降気化痰・止咳平喘・潤腸通便	止咳平喘
児茶　じちゃ	平	苦渋	肺・脾・大腸・肝・胆	活血療傷・収湿斂瘡・止血生肌・清肺化痰	活血療傷
柿蒂　してい	平	苦渋	胃	降気止呃	理気
沙苑蒺藜　しゃおんしつり（沙苑子）（しゃおんじ）	温	甘	肝・腎	補腎固精・養肝明目	補陽
麝香　じゃこう	温	辛	心・脾	開竅醒神・活血通経・消腫止痛	開竅
沙参　しゃじん	微寒	甘微苦	肺・胃	養陰清肺・益胃生津	補陰
車前子　しゃぜんし	微寒	甘	肝・腎・肺・小腸	利尿通淋・滲湿止瀉・明目・祛痰	利尿通淋
䗪虫　しゃちゅう	寒	鹹・小毒	肝	破血逐瘀・続筋接骨	活血療傷
熟地黄　じゅくじおう	微温	甘	肝・腎	補血養陰・填精益髄	補血
朱砂　しゅさ	微寒	甘・有毒	心	清心鎮驚・安神解毒	重鎮安神
棕櫚炭　しゅろたん	平	苦渋	肝・肺・大腸	収斂止血	収斂止血
小茴香　しょううい きょう	温	辛	肝・腎・脾・胃	散寒止痛・理気和胃	温裏
生姜　しょうきょう	温	辛	肺・脾・胃	解表散寒・温中止嘔・温肺止咳	辛温解表
生姜皮　しょうきょうひ	涼	辛	肺・脾・胃	和脾行水消腫	利水消腫
小薊　しょうけい	涼	甘苦	心・肝	涼血止血・散瘀解毒消癰	涼血止血
生地黄　しょうじおう	寒	甘苦	心・肝・腎	清熱涼血・養陰生津	清熱涼血
硝石　しょうせき（赤硝）（せきしょう）	大温	辛苦鹹	胃・大腸・三焦	散寒・利水通淋・破堅積・散毒消腫	温裏
小麦　しょうばく	微寒	甘	心	養心除煩	養心安神
菖蒲　しょうぶ	温	辛苦	心・胃	開竅醒神・化湿和胃・寧神益志	開竅
升麻　しょうま	微寒	辛微甘	肺・脾・胃・大腸	解表透疹・清熱解毒・昇挙陽気	辛涼解表
蜀椒　しょくしょう	温	辛	脾・胃・腎	温中止痛・殺虫止痒	温裏
地竜　じりゅう	寒	鹹	肝・脾・膀胱	清熱定驚・通絡・平喘・利尿	熄風止痙

中薬	性	味	帰経	功能	分類
秦艽　じんぎょう	平	辛苦	胃・肝・胆	祛風湿・通絡止痛・退虚熱・清湿熱	祛風湿熱
神曲　しんきょく	温	甘辛	脾・胃	消食和胃	消食
沈香　じんこう	微温	辛苦	脾・胃・腎	行気止痛・温中止嘔・納気平喘	理気
真珠　しんじゅ	寒	鹹甘	肝・心	安神定驚・明目消翳・解毒生肌	熄風止痙
秦皮　しんぴ	寒	苦渋	肝・胆・大腸	清熱燥湿・収渋止痢・止帯・明目	清熱燥湿
西瓜翠衣　せいかすいい	涼	甘	心・胃・肺・腎	解暑除煩・止渇利尿	祛暑
青蒿　せいこう	寒	苦辛	肝・胆	清透虚熱・涼血除蒸・解暑・截瘧	清虚熱
青黛　せいたい	寒	鹹	肝・肺	清熱解毒・涼血消斑・清肝瀉火・定驚	清熱解毒
青皮　せいひ	温	苦辛	肝・胆・胃	疏肝破気・消積化滞	理気
青木香　せいもっこう	寒	辛苦	肝・胃	行気止痛・解毒消腫	理気
西洋人参　せいようじん	涼	甘微苦	肺・心・腎・脾	補気養陰・清熱生津	補気
石葦　せきい	微寒	甘苦	肺・膀胱	利尿通淋・清肺止咳・涼血止血	利尿通淋
赤芍　せきしゃく	微寒	苦	肝	清熱涼血・散瘀止痛	清熱涼血
石決明　せっけつめい	寒	鹹	肝	平肝潜陽・清肝明目	平抑肝陽
石膏　せっこう	大寒	甘辛	肺・胃	清熱瀉火・除煩止渇・斂瘡生肌・収湿止血	清熱瀉火
石斛　せっこく	微寒	甘	胃・腎	益胃生津・滋陰清熱	補陰
川烏　せんう	熱	辛苦・有毒	心・肝・腎・脾	祛風湿・温経止痛	祛風寒湿
全蝎　ぜんかつ	平	辛・有毒	肝	熄風鎮痙・攻毒散結・通絡止痛	熄風止痙
川芎　せんきゅう	温	辛	肝・胆・心包	活血行気・祛風止痛	活血止痛
前胡　ぜんこ	微寒	苦辛	肺	降気化痰・疏散風熱	清化熱痰
穿山甲　せんざんこう	微寒	鹹	肝・胃	活血消癥・消腫排膿・通経・下乳	破血消癥
茜草　せんそう	寒	苦	肝	涼血化瘀止血・通経	化瘀止血
茜草根　せんそうこん	寒	苦	肝・心	行血止血・通経活絡・止咳祛痰	化瘀止血

	中薬	性	味	帰経	功能	分類
	蝉退　せんたい	寒	甘	肺・肝	疏散風熱・利咽開音・透疹・明目退翳・熄風止痙	辛涼解表
	旋覆花　せんぷくか	微温	苦辛鹹	肺・胃	降気行水化痰・降逆止嘔	温化寒痰
	仙霊脾（淫羊藿）せんれいひ（いんようかく）	温	辛甘	肝・腎	補腎壮陽・祛風除湿	補陽
	川楝子　せんれんし	寒	苦・小毒	肝・胃・小腸・膀胱	行気止痛・殺虫	理気
	草烏　そうう	熱	辛苦・有毒	心・肝・腎・脾	祛風湿・温経止痛	祛風寒湿
	草果　そうか	温	辛	脾・胃	燥湿温中・除痰截瘧	化湿
	桑寄生　そうきせい	平	苦甘	肝・腎	祛風湿・補肝腎・強筋骨・安胎	祛風湿強筋骨
	蒼朮　そうじゅつ	温	辛苦	脾・胃・肝	燥湿健脾・祛風散寒	化湿
	灶心黄土　そうしんおうど	温	辛	脾・胃	温中止血・止嘔・止瀉	温経止血
	草豆蔲　そうずく	温	辛	脾・胃	燥湿行気・温中止嘔	化湿
	葱白　そうはく	温	辛	肺・胃	発汗解表・散寒通陽	辛温解表
	桑白皮　そうはくひ	寒	甘	肺	瀉肺平喘・利水消腫	止咳平喘
	桑螵蛸　そうひょうしょう	平	甘鹹	肝・腎	固精縮尿・補腎助陽	収渋
	桑葉　そうよう	寒	甘苦	肺・肝	疏散風熱・清肺潤燥・平抑肝陽・清肝明目	辛涼解表
	側柏葉　そくはくよう	寒	苦渋	肺・肝・脾	涼血止血・化痰止咳・生髪烏髪	涼血止血
	蘇合香　そごうこう	温	辛	心・脾	開竅醒神・辟穢・止痛	開竅
	鼠婦　そふ	温	酸	肝・腎	破血・利水・解毒・止痛	その他
	蘇葉　そよう	温	辛	肺・脾	解表散寒・行気寛中	辛温解表
タ行	大黄　だいおう	寒	苦	脾・胃・肝・大腸・心包	瀉下攻積・清熱瀉火・涼血解毒・逐瘀通経	攻下
	大薊　だいけい	涼	甘苦	心・肝	涼血止血・散瘀解毒消癰	涼血止血
	大戟　たいげき	寒	苦・有毒	肺・脾・腎	瀉水除湿・逐痰滌飲	峻下逐水
	代赭石　たいしゃせき	寒	苦	肝・心	平肝潜陽・重鎮降逆・涼血止血	平抑肝陽
	大棗　たいそう	温	甘	脾・胃・心	補中益気・養血安神	補気

中薬	性	味	帰経	功能	分類
大腹皮 だいふくひ	微温	辛	脾・大腸・胃・小腸	行気寛中・利水消腫	理気
玳瑁 たいまい	寒	甘	心・肝	鎮心平肝・清熱解毒	平抑肝陽
沢瀉 たくしゃ	寒	甘	腎・膀胱	利水消腫・滲湿・泄熱	利水消腫
檀香 だんこう	温	辛	胃・心・肺	行気止痛・散寒調中	理気
丹参 たんじん	微寒	苦	心・心包・肝	活血調経・袪瘀止痛・涼血消癰・除煩安神	活血調経
淡竹葉 たんちくよう	寒	甘淡	心・胃・小腸	清熱瀉火・除煩・利尿	清熱瀉火
淡豆豉 たんとうし	涼	苦辛	肺・胃	解表・除煩・宣発鬱熱	辛涼解表
胆南星 たんなんせい	涼	苦微辛	肝・胆	清熱化痰・熄風定驚	清化熱痰
竹茹 ちくじょ	微寒	甘	肺・胃	清熱化痰・除煩止嘔	清化熱痰
竹葉 ちくよう	寒	甘辛淡	心・胃・小腸	清熱瀉火・除煩・生津・利尿	清熱瀉火
竹瀝 ちくれき	寒	甘	心・肺・肝	清熱豁痰・定驚利竅	清化熱痰
知母 ちも	寒	苦甘	肺・胃・腎	清熱瀉火・生津潤燥	清熱瀉火
丁香 ちょうこう	温	辛	脾・胃・肺・腎	温中降逆・散寒止痛・温腎助陽	温裏
釣藤鈎 ちょうとうこう	涼	甘	肝・心包	清熱平肝・熄風定驚	熄風止痙
猪脊髄 ちょせきずい	寒	甘	腎	補陰益髄	その他
猪苓 ちょれい	平	甘淡	腎・膀胱	利水消腫・滲湿	利水消腫
陳皮 ちんぴ	温	辛苦	脾・肺	理気健脾・燥湿化痰	理気
通草 つうそう	微寒	甘淡	肺・胃	利尿通淋・通気下乳	利尿通淋
天花粉（瓜蔞根） てんかふん（かろこん）	微寒	甘微苦	肺・胃	清熱瀉火・生津止渇・消腫排膿	清熱瀉火
天南星 てんなんしょう	温	苦辛・有毒	肺・肝・脾	燥湿化痰・袪風解痙・外用散結消腫	温化寒痰
天麻 てんま	平	甘	肝	熄風止痙・平抑肝陽・袪風通絡	熄風止痙
天門冬 てんもんどう	寒	甘苦	肺・腎・胃	養陰潤燥・清肺生津	補陰
冬瓜子 とうがし	涼	甘	脾・小腸	清肺化痰・利湿排膿	清化熱痰

	中薬		性	味	帰経	功能	分類
	冬瓜皮	とうがんひ	涼	甘	脾・小腸	利水消腫・清熱解暑	利水消腫
	当帰	とうき	温	甘辛	肝・心・脾	補血調経・活血止痛・潤腸通便	補血
	灯心草	とうしんそう	微寒	淡甘	心・肺・小腸	利尿通淋・清心降火	利尿通淋
	桃仁	とうにん	平	苦甘・小毒	心・肝・大腸	活血祛瘀・潤腸通便・止咳平喘	活血調経
	童便	どうべん	寒	鹹		滋陰降火・涼血散瘀	その他
	菟絲子	としし	平	辛甘	腎・肝・脾	補腎益精・養肝明目・止瀉・安胎	補陽
	杜仲	とちゅう	温	甘	肝・腎	補肝腎・強筋骨・安胎	補陽
	独活	どっかつ	微温	辛苦	腎・膀胱	祛風湿・止痛・解表	祛風寒湿
ナ行	肉蓯蓉	にくじゅよう	温	甘鹹	腎・大腸	補腎助陽・潤腸通便	補陽
	肉豆蔻	にくずく	温	辛	脾・胃・大腸	渋腸止瀉・温中行気	収渋
	肉桂	にっけい	大熱	辛甘	腎・脾・心・肝	補火助陽・散寒止痛・温経通脈・引火帰原	温裏
	乳香	にゅうこう	温	辛苦	心・肝・脾	活血行気止痛・消腫生肌	活血止痛
	人参	にんじん	平	甘微苦	肺・脾・心	大補元気・補脾益肺・生津・安神益智	補気
ハ行	貝母	ばいも	微寒	苦甘	肺・心	清熱化痰・潤肺止咳・散結消腫	清化熱痰
	麦芽	ばくが	平	甘	脾・胃・肝	消食健胃・回乳消脹	消食
	柏子仁	はくしにん	平	甘	心・腎・大腸	養心安神・潤腸通便	養心安神
	白酒	はくしゅ	温	辛甘苦・有毒	胃・心・肺・肝	通血脈・行薬勢	その他
	白頭翁	はくとうおう	寒	苦	胃・大腸	清熱解毒・涼血止痢	清熱解毒
	麦門冬	ばくもんどう	微寒	甘微苦	胃・肺・心	養陰生津・潤肺清心	補陰
	巴戟天	はげきてん	微温	辛甘	腎・肝	補腎助陽・祛風除湿	補陽
	巴豆	はず	熱	辛・有毒	胃・大腸	峻下冷積・逐水退腫・祛痰利咽・外用蝕瘡	峻下逐水
	蜂蜜	はちみつ	平	甘	肺・脾・大腸	補中・潤燥・止痛・解毒	補気
	薄荷	はっか	涼	辛	肺・肝	疏散風熱・清利頭目・利咽透疹・疏肝行気	辛涼解表

中薬	性	味	帰経	功能	分類
馬勃 ばぼつ	平	辛	肺	清熱解毒・利咽・止血	清熱解毒
半夏 はんげ	温	辛・有毒	脾・胃・肺	燥湿化痰・降逆止嘔・消痞散結・外用消腫止痛	温化寒痰
板藍根 ばんらんこん	寒	苦	心・胃	清熱解毒・涼血・利咽	清熱解毒
萆薢 ひかい	平	苦	腎・胃	利湿去濁・祛風除痺	利尿通淋
蓽撥 ひはつ	熱	辛	胃・大腸	温中散寒・下気止痛	温裏
白果 びゃくか（銀杏）（ぎんなん）	平	甘苦渋・有毒	肺	斂肺化痰定喘・止帯縮尿	止咳平喘
白芥子 びゃくがいし	温	辛	肺・胃	温肺化痰・利気・散結消腫	温化寒痰
百合 びゃくごう	微寒	甘	肺・心・胃	養陰潤肺・清心安神	補陰
白芷 びゃくし	温	辛	肺・胃・大腸	解表散寒・祛風止痛・通鼻竅・燥湿止帯・消腫排膿	辛温解表
白朮 びゃくじゅつ	温	甘苦	脾・胃	健脾益気・燥湿利尿・止汗・安胎	補気
白豆蔲 びゃくずく	温	辛	肺・脾・胃	化湿行気・温中止嘔	化湿
白前 びゃくぜん	微温	辛苦	肺	降気化痰	温化寒痰
白檀香 びゃくだんこう	温	辛	脾・胃・心・肺	行気止痛・散寒調中	理気
白薇 びゃくび	寒	苦鹹	胃・肝・腎	清熱涼血・利尿通淋・解毒療瘡	清虚熱
百部 びゃくぶ	微温	甘苦	肺	潤肺止咳・殺虫滅虱	止咳平喘
白附子 びゃくぶし	温	辛甘・有毒	胃・肝	祛風痰・止痙・止痛・解毒散結	温化寒痰
白扁豆 びゃくへんず	微温	甘	脾・胃	補脾和中・化湿	補気
白茅根 びゃくぼうこん	寒	甘	肺・胃・膀胱	涼血止血・清熱利尿・清肺胃熱	涼血止血
枇杷葉 びわよう	微寒	苦	肺・胃	清肺止咳・降逆止嘔	止咳平喘
檳榔子 びんろうじ	温	苦辛	胃・大腸	殺虫消積・行気・利水・截瘧	駆虫
茯神 ぶくしん	平	甘淡	心・脾・腎	寧心安神	養心安神
茯苓 ぶくりょう	平	甘淡	心・脾・腎	利水消腫・滲湿・健脾・寧心	利水消腫
附子 ぶし	大熱	辛甘・有毒	心・腎・脾	回陽救逆・補火助陽・散寒止痛	温裏

	中薬	性	味	帰経	功能	分類
	浮小麦 ふしょうばく	涼	甘	心	固表止汗・益気・除熱	収渋
	鼈甲 べっこう	寒	甘鹹	肝・腎	滋陰潜陽・退熱除蒸・軟堅散結	補陰
	扁豆花 へんずか	微温	甘	脾・胃	解暑化湿	祛暑
	萹蓄 へんちく	微寒	苦	膀胱	利尿通淋・殺虫止痒	利尿通淋
	防已 ぼうい	寒	苦辛	膀胱・肺	祛風湿・止痛・利水消腫	祛風湿熱
	炮姜 ほうきょう	温	苦渋	脾・肝	温経止血・温中止痛	温経止血
	芒硝 ぼうしょう	寒	鹹苦	胃・大腸	瀉下攻積・潤燥軟堅・清熱消腫	攻下
	防風 ぼうふう	微温	辛甘	膀胱・肝・脾	祛風解表・勝湿止痛・止痙	辛温解表
	蒲黄 ほおう	平	甘	肝・心包	止血・化瘀・利尿	化瘀止血
	補骨脂 ほこつし	温	苦辛	腎・脾	補腎壮陽・固精縮尿・温脾止瀉・納気平喘	補陽
	牡丹皮 ぼたんぴ	微寒	苦甘	心・肝・腎	清熱涼血・活血祛瘀	清熱涼血
	牡蠣 ぼれい	微寒	鹹	肝・胆・腎	重鎮安神・潜陽補陰・軟堅散結	平抑肝陽
マ行	麻黄 まおう	温	辛微苦	肺・膀胱	発汗解表・宣肺平喘・利水消腫	辛温解表
	麻黄根 まおうこん	平	甘微渋	肺	固表止汗	収渋
	麻子仁 ましにん	平	甘	脾・胃・大腸	潤腸通便	潤下
	蔓荊子 まんけいし	微寒	辛苦	膀胱・肝・胃	疏散風熱・清利頭目	辛涼解表
	礞石 もうせき	平	鹹	肺・肝	墜痰下気・平肝鎮驚	清化熱痰
	木通 もくつう	寒	苦・有毒	心・小腸・膀胱	利尿通淋・清心火・通経下乳	利尿通淋
	木瓜 もっか	温	酸	肝・脾	舒筋活絡・和胃化湿	祛風寒湿
	木香 もっこう	温	辛苦	脾・胃・胆・大腸・三焦	行気止痛・健脾消食	理気
	没薬 もつやく	平	辛苦	心・肝・脾	活血止痛・消腫生肌	活血止痛
ヤ行	射干 やかん	寒	苦	肺	清熱解毒・消痰・利咽	清熱解毒
	益智仁 やくちにん	温	辛	腎・脾	暖腎固精縮尿・温脾開胃摂唾	補陽

	中薬		性	味	帰経	功能	分類
ラ行	益母草	やくもそう	微寒	辛苦	心・肝・膀胱	活血調経・利水消腫・清熱解毒	活血調経
	夜交藤	やこうとう	平	甘	心・肝	養血安神・祛風通絡	養心安神
	雄黄	ゆうおう	温	辛・有毒	肝・胃・大腸	解毒・殺虫	攻毒殺虫止痒
	薏苡仁	よくいにん	涼	甘淡	脾・胃・肺	利水消腫・滲湿・健脾・清熱排膿・除痺	利水消腫
	莱菔子	らいふくし	平	辛甘	肺・脾・胃	消食除脹・降気化痰	消食
	梨皮	りひ	涼	甘渋	心・肺・腎・大腸	清心潤肺・降火生津	その他
	竜眼肉	りゅうがんにく	温	甘	心・脾	補益心脾・養血安神	補血
	竜骨	りゅうこつ	平	甘渋	心・肝・腎	鎮驚安神・平肝潜陽・収渋固渋	重鎮安神
	竜胆草	りゅうたんそう	寒	苦	肝・胆	清熱燥湿・瀉肝胆火	清熱燥湿
	竜脳	りゅうのう	微寒	辛苦	心・脾・肺	開竅醒神・清熱止痛	開竅
	凌霄花	りょうしょうか	微寒	辛	肝・心包	活血破瘀・涼血祛風	活血調経
	羚羊角	れいようかく	寒	鹹	肝・心	平肝熄風・清肝明目・散血解毒	熄風止痙
	連翹	れんぎょう	微寒	苦	肺・心・小腸	清熱解毒・消腫散結・疏散風熱	清熱解毒
	蓮子	れんし	平	甘渋	脾・腎・心	固精止帯・補脾止瀉・益腎養心	収渋
	蓮須	れんす	平	甘渋	脾・腎・心	固腎渋精	収渋
	蘆薈	ろかい	寒	苦	肝・大腸・胃	瀉下通便・清肝・殺虫	攻下
	芦根	ろこん	寒	甘	肺・胃	清熱瀉火・生津止渇・除煩・止嘔・利尿	清熱瀉火
	鹿角膠	ろっかくきょう	温	甘鹹	肝・腎	補肝腎・益精血	補陽
	露蜂房	ろほうぼう	平	甘・有毒	胃・肝・腎	攻毒殺虫・祛風止痛	攻毒殺虫止痒
ワ行	煨姜	わいきょう	温	辛	肺・脾・胃	解表散寒・温中止嘔・温肺止咳	辛温解表

主編者プロフィール

辰巳 洋（たつみ なみ）

医学博士.
1975 年北京中医学院（現・北京中医薬大学）卒業.主治医師・医学誌編集者.
1989 年来日.総合病院漢方相談，専門学校中医学講師，東洋学術出版社編集協力などを経る.
　本草薬膳学院学院長，日本国際薬膳師会会長
　順天堂大学国際教養学部国際教養学科　　　　　非常勤講師
　中国・河南中医薬大学　　　　　　　　　　　　兼職教授
　中国薬膳研究会（北京）国際薬膳師資格認定　　審査員・常務理事
　世界中医薬学会連合会（本部北京）　　　　　　主席団執行委員

〈主な著書〉
『薬膳は健康を守る』健友館（2001 年）
『用果蔬去除您肝臓的脂肪』中国・人民軍医出版社（2005 年）共著
『薬膳茶』文芸社（2006 年）共著
『冬季進補与養生康復』中国・人民軍医出版社（2006 年）共著
『薬膳素材辞典』源草社（2006 年）主編
『薬膳の基本』緑書房（2008 年）
『実用中医薬膳学』東洋学術出版社（2008 年）
『実用中医学』源草社（2009 年）
『一語でわかる中医用語辞典』源草社（2009 年）主編
『こども薬膳』緑書房（2010 年）
『東洋医学のすべてがわかる本』ナツメ社（2011 年）薬膳監修
『防がん抗がんの薬膳』源草社（2012 年）
『薬膳お菓子』緑書房（2012 年）共著
『東洋医学の教科書』ナツメ社（2014 年）薬膳監修
『日常調理 膳食与功能茶飲』〈「薬膳の基本」中国語版〉人民東方出版社傳媒東方出版社（2014 年）
『1〜6 歳 功能性膳食調理』〈「こども薬膳」中国語版〉人民東方出版社傳媒東方出版社（2014 年）
『家庭で楽しむ薬膳レシピ』緑書房（2014 年）監修
『体質改善のための薬膳』緑書房（2015 年）監修
『新読むサプリ』〈24 冊薬膳レシピシリーズ〉ウィズネット（2015 年）監修
『実用体質薬膳学』東洋学術出版社（2016 年）
『薬膳茶のすべて』緑書房（2017 年）
『早わかり薬膳素材』源草社（2017 年）主編
『女性のための薬膳レシピ』緑書房（2017 年）
中医学教科書シリーズ①『中医臨床基礎学』源草社（2018 年）主編
中医学教科書シリーズ②『中医婦人科学』源草社（2018 年）主編
『季節の薬膳』緑書房（2018 年）監修

中医学教科書シリーズ③　中医小児科学（ちゅういしょうにかがく）

2018 年 12 月 15 日　第一刷発行
主編者　辰巳 洋
発行人　吉田幹治
発行所　有限会社 源草社
東京都千代田区神田神保町 1-19 ベラージュおとわ 2F　〒101-0051
TEL：03-5282-3540　FAX：03-5282-3541
URL：http://gensosha.net/　e-mail：info@gensosha.net

装丁：岩田菜穂子
印刷：株式会社上野印刷所
乱丁・落丁本はお取り替えいたします.

©Nami Tatsumi, 2018 Printed in Japan　ISBN978-4-907892-20-3　C3047

JCOPY　＜（社）出版者著作権管理機構　委託出版物＞
本書の無断複写は著作権法上での例外を除き禁じられています.複写される場合は，そのつど事前に，（社）出版者著作権管理機構（電話 03-3513-6969，FAX 03-3513-6979，e-mail:info@jcopy.or.jp）の許諾を得てください.